闵行区科普基金资助项目

出院病人健康教育与中医调养丛书

外科出院病人 中医调养

总 主 编 孙文善

本册主编 蔡元坤 齐 翀

编写人员（以姓氏笔画为序）

　　　王会鹏 冯少问 齐 翀 李雪松 何家扬

　　　沈晨霞 邹晓喻 杨 慧 林茵绿 周一锋

　　　郝 总 顾敏媛 岳 莺 蔡元坤

复旦大學 出版社

总　序

　　随着现代医学的不断发展,人民生活水平的逐步提高,以及老龄化社会的到来,我国疾病谱亦发生了明显的变化。现在,严重威胁人民生命和健康的慢性非传染性疾病(简称慢性病,如高血压、冠心病、脑卒中、恶性肿瘤、糖尿病)已成为全世界的突出问题。近年来,我国心脑血管疾病、恶性肿瘤等重大慢性病发病率快速增长,发病年龄明显提前,慢性病的死亡人数已占总死亡人数的70％以上,并呈持续上升趋势,约 25％的城市居民患各种慢性病。慢性病已成为我国城乡居民死亡和生活质量下降的主要原因。健康教育的缺失,导致三率偏低(知晓率、治疗率、控制率),这是慢性病患病率上升的主要原因之一。

　　长期以来,卫生医疗部门一直将院前急救、在院治疗作为医院工作的重点,而普遍忽视了病人出院以后的康复随访或后期治疗。另外,由于目前我国医疗条件及医疗资源有限,医院治疗只是其中的一个重要阶段,为此医生一般会在病人住院期间教授各种功能锻炼方法和出院后注意事项。但有些病人并不注意医生的提醒,出院后造成一些不应出现的后遗症或疾病复发。出院后病人存在的主要问题包括:①缺乏用药指导及自身疾病的康复知识;②缺乏饮食起居方面的保健知识,仅从电视上获得零星的养生教育;

③容易受到各种媒体广告影响,盲目服用保健品或追求新的治疗方式;④缺少营养指导和心理疏导,病人存在一定的无助和孤独感。

　　健康教育是通过有计划、有组织、有系统的社会教育活动,使人们自觉地采纳有益于健康的行为和生活方式,消除或减轻影响健康的危险因素,预防疾病,促进健康,提高生活质量。健康教育的核心是教育人们树立健康意识、促使人们改变不健康的行为生活方式,养成良好的行为生活方式,以降低或消除影响健康的危险因素。通过健康教育,能帮助人们了解哪些行为是影响健康的,并能自觉地选择有益于健康的行为生活方式。因此,通过出院后的健康教育,不但可以解答病人出院后的有关疑问,对其正规服药、培养良好的生活方式、提高生活质量起到了一定的干预作用。

　　中医调养是指通过各种方法在疾病的康复过程中以中医方式增强体质,使病情尽快治愈,预防疾病复发,从而达到提高生活和生命质量的一种健康活动。中医调养有食养、药养、针灸、按摩、气功等丰富多样的技术和方法,这些方式具有简、便、验、廉、安的特点,能够更好地发挥整体调节、综合干预的优势,更适合脏腑功能减退、代谢功能较差、出院之后的广大人群。随着经济的高速发展,民众对生活质量和健康水平的要求也越来越高。临床实践表明,出院后病人对中医调养信息具有强烈的渴求,对身体健康、寿命延长充满渴望。在病人出院后康复过程中,医生和药物所起的作用较少,身体的恢复更多依赖于自我调节,也就是修复自愈力的过程。尽量依靠内力来治愈疾病,这是中医的根本宗旨,也是医疗的至高层次,传统的中医养生理论正好合乎世人的需求。

　　然而,在中医养生热潮下,由于缺乏相应的专业指导信息,很多错误的保健信息误导着出院之后的病人。众多非医学专业出版社出版的有些养生书籍,编辑缺乏相关专业知识背景,导致养生图书市场良莠不齐,甚至出现相互矛盾的宣传。因此,专业医务人员注重专业书籍的撰写,对健康养生科普,特别是中医养生科普的忽视,也是当前养生市场混杂的因素。病人出院后缺乏相关的健康教育和养生书籍,往往易受非专业书籍和媒体的影响,盲目进补和排毒,导致错误的身体调养,甚至疾病加重。

本丛书主要针对出院病人这一特殊群体和阶段,给出了在该阶段需要的健康教育和中医调养指导,实现了医院健康教育的延续;丛书根据调查需求,按照病种进行健康教育和中医调养指导,方便病人和家属查阅和使用,更具有实用性;丛书内容将现代健康教育和中医调养相结合,既具有科学性和先进性,又具有丰富的传统文化内涵,符合大众养生保健的实际需求。

本丛书首先通过对各科室医务人员和病人、家属等进行调查,了解出院后病人的需求和经常遇到的问题,总结影响疾病出院后康复和复发的各类因素,联合疾病相关医学专家、中医学专家、护理专业人员共同撰稿,形成一系列的科普书籍出版,向病人及亲属系统介绍出院后各类疾病的健康用药指导和中医调养知识。通过健康教育与中医养生的有机结合,使出院后的病人与家属按图索骥,及时获得疾病相关的健康教育和中医调养知识,减少盲目就医和保健品滥用。本丛书的出版,希望有助于病人疾病的护理和康复,提高病人生活和生命质量,而且对提高大众对健康教育和中医学的认知,减少疾病的发生也具有重要意义。

在本丛书编写过程中,得到复旦大学附属上海市第五人民医院各级领导以及各位专家的大力支持,在此一并致谢。由于本丛书涉及科室和人员较多,编撰过程中在内容和编排方面有不当之处,敬请读者批评指正,以便再版时修订。

孙文善

复旦大学附属上海市第五人民医院

2016 年 12 月

目 录

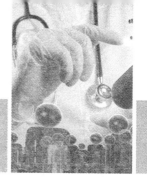

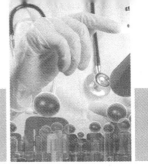

第一章
甲状腺肿瘤

甲状腺肿瘤是常见病,在不同地区其发病率有较大差别。一般甲状腺肿瘤流行地区的甲状腺肿瘤发病率较非流行区高。甲状腺肿瘤占内分泌系统肿瘤 90％以上。美国资料表明,4％～7％成年人体检时发现甲状腺结节。甲状腺肿瘤可以分为良性肿瘤和恶性肿瘤两类,其中最多见的是良性肿瘤。甲状腺良性肿瘤病人早期一般无明显症状,相当一部分甲状腺肿瘤病人没有什么感觉,偶然被别人发现脖子肿,或者自己照镜子时发现脖子粗时才意识到。肿块呈圆形或椭圆形,大小不等,活动度好,与周围组织无粘连,随吞咽上下移位;肿块表面光滑,边界清。个别肿块大者可压迫气管,使气管、食管移位。有时因肿块内出血,瘤体会突然增大,伴有局部胀痛。随着人们健康意识的提高,自愿健康查体的越来越多,一部分病人在查体中发现,以女性多见。主要表现为脖子前面有一个肿块,长得很慢,严重的吃饭时有哽噎感。另外,一部分病人嗓子哑,是恶性肿瘤的一个特点。B超检查时在甲状腺部位发现一个或多个结节。

恶性甲状腺肿瘤病人常有颈部胀痛、紧迫感、不适感,肿块一般质硬,不规则,边界不清,活动度差。部分病人早期伴颈部淋巴结肿大;有些病人还可出现面部潮红、腹泻等。肿块侵及邻近组织和器官时,引起声音嘶哑、呼吸困难、吞咽障碍等。

甲状腺肿瘤的发病原因至今仍不清楚。流行病学调查发现,甲状腺肿瘤发病的主要相关因素有接触放射线、家族因素、碘、体内激素等。1945 年日本广岛的原子弹爆炸和 1986 年苏联切尔诺贝核爆炸都在随后的数年中引起了周围儿童甲状腺癌病人明显增加,此后很长时间当地甲状腺癌的发病率居高不下。碘与甲状腺肿瘤的发病具有特殊的"U"字形规律,即碘缺乏和高碘都可引起甲状腺肿瘤发病率增加,高碘可能增加甲状腺乳头状癌的发病。另外,促甲状腺激素的慢性刺激也是甲状腺癌发病的一个可能致病因素,临床上口服甲状腺素片预防甲状腺癌复发就是这个道理。

手术治疗是甲状腺良恶性肿瘤最主要、最有效的治疗手段,也是公认治疗甲状腺癌的首选方法。合适的手术切除范围是治疗成败的关键。也就是说,甲状腺肿瘤选择规范的手术治疗,治疗效果肯定,并且为以后的非手术治疗打下基础。绝大多数病人在规范的手术治疗后口服甲状腺素就可以了,只有极个别病人需要根据具体情况采用放、化疗,核素碘治疗等。

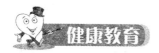

一、 饮食指导

1. 甲状腺肿瘤手术后饮食要注意什么?

在甲状腺肿瘤手术的当天,病人应该禁食。术后第二天可以进流食,初始饮白开水,要防止呛咳吸入肺。另外,要少吃含碘量高的食物,如海带、紫菜、发菜、淡菜、干贝、蛏、海蜇、海参、龙虾、带鱼、鲐鱼、鱼肚、蚶、蛤、甲鱼等。甲状腺疾病病人不宜吃生冷油腻和咸的食品,饮食宜清淡,不宜吃辛辣食品,禁烟、禁酒。饮食谱结构要合理,但不可单一。应该是品种多、花样新、结构合理。在制作食谱时,要尽可能做到:清淡和高营养量相结合,质软易消化和富含维生素相结合,新鲜和食物寒热温平味相结合,供应总量和病人脏腑寒热虚实证相结合。

每天从食物摄入的总热量一般尽可能争取不低于正常人的最低要求,即每天在1 000～2 000 kJ(千焦)以上,因为病人体内蛋白质分解高,合成代谢功能减低,营养处于入不敷出的负氮平衡状态,故对蛋白质的需求量要增加。一般每天摄入蛋白质应达到1.5 g/kg体重以上,而且应以优质蛋白质为主,如鸡蛋、牛奶、肉类、豆制品等。

2. 甲状腺肿瘤手术后饮食烹调方法和进食方法有什么要点呢?

烹调方法和进食方法要讲究,同时设法增进病人食欲。在食物的选择、制作、烹调上,应创造食物良好的感观性状,在味、色、香、形上下功夫,尽可能地适合和满足病人的口味爱好和习惯。还要根据病人的消化能力,采取少量多餐、粗细搭配、软食与硬食交替、甜咸互换等形式进餐。吃饭前,尽量避免油烟味等不良刺激。如在病人放、化疗间歇期,抓紧食欲好转的有利时机及时补充营养。

3. 甲状腺肿瘤手术后吃什么好?

多吃具有抗肿瘤作用的食物,如茯苓、山药、香菇、猴头菇、无花果、慈菇、萝卜、菱、杏、魔芋、海参、海带,以及牛、羊、鹿等动物的肉。此外,宜多吃具有增强免疫力作用的食物,如甜杏仁、柿饼、芦笋、薏米、甲鱼、乌龟、核桃、香菇、蘑菇。宜吃具有健脾利水作用的食物,如核桃、黑大豆、山药、桑葚、青鱼、虾、淡菜、猪羊肾、鹌鹑蛋、石榴、梅子、薏米、扁豆、山药等。

4. 吃海鲜和甲状腺肿瘤有关系吗?

随着人们生活水平的提高,海鲜作为日常生活中每个家庭餐桌上常见的美味佐餐,十分受到人们的喜爱。但是,就是有一部分

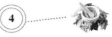

人群不能吃海鲜,不是不喜欢,而是因为要"忌口"。那么,这种情况对于甲状腺肿瘤病人也是如此。一份医学临床上的调查发现,甲状腺肿瘤近 10 年间发病率增加了 3 倍多,病人中大多有嗜好吃海鲜等含碘量高食物的习惯。专家说,海鲜等含碘量高的食物,本身就容易诱发甲状腺疾病的发生,加之女性特殊的生理条件,像性激素影响、内分泌失调等,就很容易患上甲状腺肿瘤。

5. "吃卷心菜会导致甲状腺肿大"的说法是真的吗?

理论上来说,卷心菜等十字花科类蔬菜中的某种成分可能通过影响碘化物的氧化,进而影响甲状腺素的合成,机体通过增大甲状腺体积来保证甲状腺素的产量不下降,从而造成甲状腺的肿大。但是在现实中,我国实施加碘盐已 20 年,我们现在处于一个富碘的环境,也没有一个人一日三餐长期吃卷心菜,所以正常饮食情况下,卷心菜中这种成分含量很少,不足以影响甲状腺素的合成,也不会造成甲状腺明显肿大,临床上确实也没有碰到这种情况。

二、 运动指导

1. 甲状腺肿瘤术后如何进行颈部锻炼?

不少病人反映术后有吞咽牵吊感、颈部僵硬感,这是手术创伤后局部粘连,瘢痕挛缩引起的。病人术后两周内要保持患肢高于健肢,以纠正肩下垂的趋势。在术后 1 周要开始恢复肩部、颈部肌肉功能的康复训练,出院后至少坚持 3 个月。练习动作如下:①低头和抬头:低头时尽可能下颌贴近胸壁,抬头时头向后仰;②转动颈部,左右转动接近 90°角;③左右屈颈,耳贴近肩头。连续做以上动作,每天每次至少 10 遍,动作幅度由小及大,锻炼时间逐渐延长。

2. 甲状腺肿瘤术后可以活动吗?

如果病情平稳,术后第二天可下床活动,但注意保护好颈部。变换体位时,颈部和躯体在一条直线上同时翻转;床上坐起或弯曲、移动颈部时,可将手放于颈后支持头部力量;伤口愈合(术后2~4天)后可做颈部活动如轻点头、仰头、伸展和左右旋转颈部,全关节活动(屈、过伸、侧方活动)宜每天练习。

三、 用药指导

1. 甲状腺肿瘤术后必须终身服药吗?

甲状腺肿瘤手术后是否服药,要根据原发病、手术切除范围、术后甲状腺功能水平等来决定,并不是所有人手术后都得服药治疗。甲状腺癌术后常规要服用甲状腺激素,各种病因的甲状腺全切术后需要服药,甲状腺次全切除术后若甲状腺功能水平下降也需要服药,单纯的甲状腺结节、囊肿的摘除术后一般无需用药。

2. 术后服用甲状腺素制剂的目的是什么? 需服用多长时间?

术后服用甲状腺素制剂的目的包括纠正可能出现的甲减及减少复发。良性疾病经术后随访没有发生甲状腺功能减退(简称甲减)的可在1~2年后停药;如果出现甲减,则可能终身用药。恶性肿瘤多需终身用药,且控制促甲状腺激素水平尽可能低于正常下限,以不出现甲状腺功能亢进(简称甲亢)的临床症状为宜。

3. 术后服用甲状腺素制剂有哪些不良反应? 长期服用对身体有无影响?

甲状腺激素如用量适当一般无任何不良反应。使用过量可引起心悸、心律失常、头痛等类似甲亢的症状,所以冠心病、心绞痛、心肌梗死等病人应慎用。甲状腺素制剂(常用优甲乐)是由人工原料合成的,制剂纯度较高,服用时剂量容易掌握。服用期间需定期检查甲状腺功能,以免因剂量过大而出现药物性的甲亢。

4. 服用甲状腺素制剂有何注意事项?

甲状腺素制剂最好在清晨起床后空腹服用,服药后半小时左右进食早餐。服用甲状腺素制剂2小时内应避免服用钙片和含铁药物,4 小时内避免喝牛奶和吃豆类食物,以免影响药效。

四、 护理及常见问题指导

1. 为什么甲状腺手术后吞咽会有牵拉感? 说话正常但感觉有些吃力,甚至有时会出现咳嗽?

这与甲状腺术后正常的瘢痕收缩反应有关。虽然甲状腺术后颈部仅有一条线样的瘢痕,但实际的手术创面要比这一瘢痕大得多。创面与颈部的切口一样需要经过正常的瘢痕反应才能复原。这一过程中瘢痕收缩牵拉创面附近的气管,而造成部分病人吞咽时的牵拉感,甚至会刺激气管引发咳嗽及说话较吃力。还有部分人是因为甲状腺癌手术进行淋巴清扫时需要解剖喉返神经,术后局部水肿、粘连或血供的影响,可能出现说话有些吃力的现象。上述症状会随着水肿的消退、血供的恢复和粘连的松解而在术后 3 个月左右逐渐消失。

2. 甲状腺结节手术后为什么切口会肿胀发硬?

这其实是术后切口正常的水肿反应所致。因为甲状腺结节手术中要大范围去分离切口上下的皮瓣,这极易造成切口周围组织的水肿。特别是中老年妇女,因为皮肤比较松弛而且脂肪组织较多,故切口很容易水肿。出现这一情况,病人不必惊慌,一般术后 2 个月内随着水肿的吸收切口会逐渐恢复平整。

3. 甲状腺结节切除后,会对病人的生活造成影响吗?

手术切除部分甲状腺组织或整个甲状腺体,势必会对人体造成一定的伤害。首先会出现一定程度的甲状腺功能低下,严重的病人可能会出现情绪低落、没有力气等甲状腺功能减退的症状。其次是手术相关并发症,如果损伤喉返神经,可引起声音嘶哑;如果损伤甲状旁腺,造成甲状旁腺功能低下,引起低钙血症等。当然,随着手术技术的提高,并发症出现的概率也越来越低。

4. 出院后多久需要来医院复查？

出院后保证足够的休息和营养，遵医嘱按时服药。出院后1个月门诊复查，定时监测甲状腺功能，终身随诊。

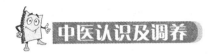

1. 中医对甲状腺疾病是如何认识的？

对甲状腺疾病中医称为瘿瘤。对于瘿病的治疗，中医积累了丰富的经验。唐代孙思邈《备急千金要方》提到用海藻、龙胆、海蛤、通草、昆布、矾石、松萝、麦曲、半夏治疗石瘿等。王维德著《外科症治全生集》："石瘿者，坚硬不移，宜破结散。"陈实功《外科正宗·瘿瘤论》曰："初起元气实者，海藻玉壶汤、六军丸；久而元气虚者，琥珀黑龙丹、十全流气饮，选而服之，自然缩小，渐渐消磨，若久而脓血崩溃、渗漏不已者，不治。"《外科通论》石瘿常服海藻玉壶汤。中医讲究辨证论治，故海藻玉壶汤作为经典方常用于甲状腺及其术后的治疗。中医认为，本病的发生于情志不畅、居处不宜、正虚邪踞关系密切。

2. 中药治疗甲状腺结节疗效如何？

中医通过辨证施治，针对每个人具体的体质偏差加以纠正，可以将甲状腺结节的致病因素消除或阻断，从而达到缩小结节的效果。有些甲状腺结节体积大，手术难度高。通过中医药治疗缩小结节后，可以不用手术，或者降低手术难度。而甲状腺癌手术治疗后，也可以通过中医药治疗降低复发率。

3. 从中医的角度看，为什么会患甲状腺肿瘤疾病？

中医认为，情绪、居住环境、正气不足等因素都会导致甲状腺疾病。情志不畅是最常见的因素。忧愁、思虑、抑郁、愤怒，造成肝郁气结，肝失条达，肝木乘土，则脾不健运，痰湿在体内停留；或肝郁化火,炼灼全身津液成痰。浊气、痰湿凝结于颈;肝郁气滞,血液经络失于调和,气滞血瘀,经络阻塞,上结于颈而成瘿瘤。另外,久居山区、高原地带,水质过偏,久而久之气机运行失常,水湿内停,痰瘀互结,形成瘿瘤。如果身体正气虚弱,邪毒乘虚侵入,使经络阻塞,血瘀结于颈前成瘿;先天不足,体质虚弱,虚体受到邪毒、邪火郁遏结于颈也会发生甲状腺肿。

4. 不同体质甲状腺肿大如何用中医药调养?

中医认为,本病的产生多因忧思郁怒,情志内伤,肝失调,痰湿瘀阻,以致脏腑不和,气血壅滞,形成肿块结于喉结。在疾病的发展过程中,贯穿着痰气交阻的共有特性,然而,体质与病情的不同表现出不同的病变特点。例如,可能表现为偏实、偏虚、偏寒、偏热、偏气滞、偏瘀血等不同症状。因此,在治疗上并不只着眼于颈部的肿瘤,而是本着治病求本,从整体观念论治,通过辨证,在治疗上根据不同的病理变化处方用药,以调整机体气血阴阳的偏差。

如果主要表现为气滞,治法以疏肝理气为主,药物选用柴胡、香附、枳壳、佛手、香橼、陈皮、青皮等。若是痰湿较重,治法则是祛痰利湿,用药包括胆南星、苍术、白术、紫苏子、半夏等。如果偏血瘀型,治法则以活血化瘀为主,用药有川芎、桃仁、红花、三棱、莪术、蒲黄等。如热毒较甚,治法以清热解毒凉血为主,药用半枝莲、夏枯草、黄芩、山栀子、牡丹皮、赤芍等。由于肿瘤本身属于有形的产物,药物因此选用海蛤壳、牡蛎、鳖甲、海藻、昆布等以软坚散结。事实上,一般临床症状往往不表现为单一,许多时候可表现为虚实夹杂、寒热错综。

5. 服用中药可以缩小甲状腺肿瘤吗?

以人为主体,从整体出发,祛邪或是扶正,或是祛邪兼扶正,从而调整五脏的生理功能,针对不同的体质与病情选择适当的治法与用药,这是中医治病的特色。至于说用中药可否缩小肿瘤?通过现代医学研究,中药具有软坚散结、活血化瘀、疏肝解郁、理气化痰的作用。如果瘤体小、质地软,病程短,确诊后及时治疗,多数可得到理想的疗效。

事实上,肿瘤的形成不是一朝一夕,因此中医不主张用猛毒之药物,在治疗疾病时也重视脾胃的调和,缓缓图之以达到瘤消人安之良效。然而,如果通过中药治疗超过 3 个月效果不明显,肿块坚硬,有恶变倾向,应尽早进行手术治疗。

6. 如何根据不同的中医证型选择中药治疗甲状腺肿瘤? 常用的中药有哪些?

(1) 气滞血瘀型

症状:颈前肿块活动受限且质硬,胸闷气憋,心烦易怒,头痛目眩,舌质紫暗,脉弦数。治法:理气化痰,散瘀破结。

方药:通气散坚汤加减。党参、当归、天花粉、黄芩、贝母各15 g,川芎、胆南星、炮山甲、海藻、莪术、丹参各 12 g,夏枯草、蜀羊泉、龙葵、丹参各 20 g,猪茯苓、石菖蒲各 10 g。或四海舒郁丸汤加减。

(2) 痰凝毒聚型

症状:颈前肿块有时胀痛,咳嗽多痰,瘰疬丛生,舌质灰暗,苔厚腻,甚则筋骨疼痛,大便干,脉弦滑。治法:化痰软坚,消瘿解毒。

方药:海藻玉壶汤加减。海藻、夏枯草、海带各 15 g,陈皮、川芎、黄药子各 12 g,海浮石、海螵蛸、忍冬藤各 12 g,黄芩 16 g,黄连5 g,黄芪 20 g,猫爪草 10 g。或用海藻解毒汤加减。

(3) 肝火炽盛型

症状:颈前肿块增大较快,常伴瘰疬丛生,咳唾黄痰,声音嘶哑,咳喘面红,有时便秘,小便黄,舌质红绛,舌苔黄,脉滑数。治法:疏肝泻火,软坚消瘿。

方药:清肝芦荟丸加减。川芎 8 g,当归 6 g,熟地、芦荟各10 g,白芍 15 g,昆布、海蛤粉各 12 g,牙皂、青皮各 10 g,天花粉20 g,瓜蒌、鱼腥草各 20 g,紫河车、野菊花、土贝母各 12 g。或用龙胆泻肝汤加减。

（4）心肾阴虚型

症状：病人多为老年，或患地方性甲状腺病多年，突然甲状腺增大，声音嘶哑，憋气，吞咽困难。或因手术、放疗、化疗后而心肾阴虚。治法：滋阴补肾，养心安神。

方药：补心丹与都气丸加减。天冬、麦冬、丹参、沙参、党参各15 g，柏子仁、枣仁、茯苓、山萸肉各 12 g，丹皮、泽泻、熟地、山药、女贞子、仙灵脾、旱莲草各 10 g。有头痛眩晕烦热盗汗，腰膝酸软等肾阴虚证候者，用镇肝熄风汤加减。药用：生牡蛎、生龟甲各15 g，白芍、玄参、天麦冬、海蛤壳、夏枯草各 20 g，黄药子 10 g。

7. 对于甲状腺结节，常用药膳有哪些？

（1）海星煲瘦肉

功效主治：消肿软坚，散结消痰。适用于缺碘性甲状腺肿。

食疗配方：海星 1 个，瘦肉 60 g，红枣 5 枚。

制作方法：将海星洗净斩块，瘦肉切块，红枣去核，一起放进锅内煲汤。至热加盐，饮汤吃肉，常服有效。

（2）绿豆海带汤

功效主治：清凉解毒、消肿软坚，除瘿瘤。适用于缺乏碘性甲状腺肿大。

食疗配方：海带 30 g，绿豆 60 g，大米 30 g，陈皮 6 g，红糖60 g。

制作方法：将海带泡软洗净切丝。沙锅内加清水，放入大米、绿豆、海带、陈皮，煮至绿豆开花为宜，加入红糖溶匀服食。不喜甜食者可酌加食盐调味。

（3）紫菜煲贴贝

功效主治：软坚散结，消瘿病。适用于缺乏碘性甲状腺肿大。

食疗配方：干贴贝（淡菜）60 g，紫菜 15 g。

制作方法：紫菜用清水洗净，贴贝用清水浸透，入瓦锅内加清水同煲，调味后吃肉饮汤。

8. 甲状腺结节可以用针灸治疗吗? 有哪些治疗方式?

针灸治疗甲状腺结节应是不错的选择,不但无毒、无不良反应,并且见效后作用持久。

(1) 体针

局部取穴:以左手拇、食指固定肿物,在结节周边将针刺入皮下;然后针尖向内斜,一直刺到结节的基底部。根据结节大小,共刺 6～8 针;另在结节皮肤正中,将一枚针直刺到结节的基底部。注意勿刺伤喉返神经。另外,邻近和远距离取穴,可以选择天柱、大杼、内关、曲骨。

(2) 扬刺法

取穴:足阳明经之人迎、气舍、水突部位,瘿瘤顶部中心及四周。于人迎、气舍、水突及瘿瘤顶部中心,垂直刺入毫针各一支,再于瘿瘤四周取 45°向心刺入毫针一支,深度以达瘿瘤中心为度,不可刺穿对侧囊壁。留针 15～20 分钟,每 3 天针 1 次,10 次为 1 疗程。

(3) 耳穴压丸

取穴:神门、肝、脾、颈、甲状腺、内分泌、胃。用探棒在穴区内找到敏感点后,用胶布将王不留行籽贴于敏感点上。嘱病人每天自行揉按 3～4 次,每隔 3～4 天换 1 次,两耳轮流换贴,10 次为 1 疗程。或用耳针在上述穴位轻刺,每天一次,5 天为 1 疗程。

9. 有甲状腺疾病病人平时如何养生?

(1) 病人要注意观察身体有无高代谢综合征表现,甲状腺是否肿大,眼球是否突出,神经系统、心血管系统、消化系统、血液系统、生殖系统等有无异常出现,皮肤及肢端有无水肿、潮红、潮湿等异样表现。注意观察体温变化、防止发生甲亢危象及甲亢性心脏病。

(2) 注意药量:根据病人的年龄以及病情的变化,查看病人是否有甲状腺药物过敏、药疹、肝损害、白细胞减少等症状,定期复查

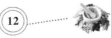
肝功能和血常规。病人若采用中药治疗,需要注意掌握煎药、服药的方法,以及服药过程中的饮食禁忌等。

（3）饮食：病人的饮食要以高热量、高蛋白质、高维生素、适量脂肪和钠盐摄入为主,辛辣刺激性的佐料食物要少吃。食物应软且易消化,营养丰富。少吃高碘食物,如紫菜、海带、海蜇、海苔及藻类食物,防止甲亢控制不良。还要注意禁烟戒酒,不喝浓茶和咖啡等。

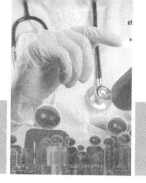

第二章
乳腺肿瘤

　　女性乳腺是由皮肤、纤维组织、乳腺腺体和脂肪组织组成,乳腺癌是发生在乳腺腺上皮组织的恶性肿瘤。乳腺癌中 99% 发生在女性,男性仅占 1%。乳腺并不是维持人体生命活动的重要器官,原位乳腺癌并不致命,但由于乳腺癌细胞丧失了正常细胞的特性,细胞之间连接松散,容易脱落。癌细胞一旦脱落,游离的癌细胞可以随血液或淋巴液散播全身,形成转移,因而危及生命。目前乳腺癌已成为威胁女性身心健康的常见肿瘤。全球乳腺癌发病率自 20 世纪 70 年代末开始一直呈上升趋势,乳腺癌已成为当前社会的重大公共卫生问题。近年来我国乳腺癌发病率的增长速度却高出高发国家 1~2 个百分点。自 20 世纪 90 年代以来,全球乳腺癌死亡率呈现出下降趋势,究其原因:一是乳腺癌筛查工作的开展,使早期病例的比例增加;二是乳腺癌综合治疗的开展,提高了疗效。

　　临床表现:①乳房肿块:一般多为单发,质地较硬,增大较快,可活动,如侵及胸肌或胸壁则活动性差或固定。记录肿块部位,在乳头外侧、内侧或在中线上。乳腺肿块常为病人就诊的首发症状,为了早期发现,应强调定期作自我检查。②皮肤橘皮样改变和乳头内陷,为癌侵及皮肤和乳头的表现。③乳头溢液:可为血性或浆液性,此时可涂片做细胞学检查。④区域淋巴结转移:常见腋

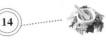

窝和锁骨上淋巴结肿大、质硬、活动、融合或固定。⑤血行转移：多见于肺、肝、骨和脑转移，并出现相应的临床表现。⑥炎性乳腺癌：表现为乳房皮肤呈炎症改变，可由局部扩大到全乳房，皮肤颜色由浅红色到深红色；同时伴有皮肤水肿，皮肤增厚，表面温度升高。

乳腺癌的临床严重征象：肿瘤和胸壁固定，腋窝淋巴结固定，乳房皮肤水肿、溃疡，腋窝淋巴结肿大，有时可达 2.5 cm 以上。

乳腺癌手术方式的选择在不同地区由于医疗条件不同而存在一定差异，在医疗条件良好的发达城市和发达地区，由于能及时配合术后综合治疗，"扩大超根治切除术"已被完全摒弃，经典根治术也较少使用。单纯乳腺切除加腋窝淋巴结清扫（Auchincloss 术）是最常用的术式，保留胸大肌切除胸小肌的 Patey 术也较常用。从美容和减少心理创伤的要求出发，很多人在行 Auchincloss 术或 Patey 术的同时行一期乳房再造，以保持美观；在基层医院则仍以经典根治术为主，改良根治术也在逐渐开展。

乳腺癌根治术后，由于手术创面较大，渗血渗液多，且体液的消耗也大，因此，术后饮食应适当注意加以补充，饮食以易消化的高蛋白质加丰富的维生素为主，如鸽子肉、墨鱼、瘦肉等，以及各种蔬菜、水果，使机体早日恢复，加速创面愈合，并能够耐受术后的辅助治疗。此外，由于肿瘤细胞与正常细胞缺少根本性的代谢差异，所有的抗癌药物都不可避免会对正常组织引起损害，因此，化疗阶段需注意乳癌常用化疗药物的毒副作用。

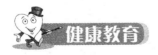

一、饮食指导

1. 在女性乳腺癌病人术后饮食方面，社会上流传着："不能吃鸡""不能吃鸡蛋""不能吃蟹"等说法,让许多病人及家属十分疑惑。术后到底能吃什么呢?

(1)多样化饮食能够帮助乳腺癌病人保持营养的均衡,能够有效调节乳腺癌病人手术后的食欲。因此,在对乳腺癌病人进行饮食护理时,食物一定要多样化。同时,还要注意荤素的搭配及营养的均衡。而且,在对食物烹制时,要尽量选择蒸煮炖的方法,应尽量避免油炸。

(2)乳腺癌病人手术后身体十分虚弱,此时要注意补充蛋白质,提高身体免疫能力,加快创口的修复,提高治疗效果。术后病人可以吃蛋类、牛奶、鱼虾及豆制品类等富含蛋白质的食物。

(3)乳腺癌术后放疗能起到巩固疗效的作用,但化疗期间会引发白细胞、血小板等下降,需要进食具有缓解不良反应的食物,宜多食动物内脏、蛋黄、瘦肉、鱼、黄鳝、鸡、骨、大枣、桂圆、阿胶等。

(4)多吃一些具有抗癌作用的食物,具有抗癌作用的食物能帮助病人缓解病情恶化,为治疗赢得时间。具有抗癌能力的食物有蘑菇、大蒜、海带等食物,可以在病人喜爱的饭菜中适当添加。

2. 乳腺癌化疗后饮食应注意什么?

如果出现白细胞减少、脱发等症状,应进食瘦肉、鱼、河蟹、牛肉、牛奶、红枣、红小豆等,也可结合硒维康口嚼片补充有机麦芽硒。麦芽硒吸收转化高,能较快提升病人体内血硒的含量,进而有效地提升并稳定病人体内白细胞的数量。如出现便秘,应多吃蔬菜,如芦笋、红薯、海带、海藻、蘑菇等。出现消化道反应及骨髓抑制现象,可食和胃降逆、益气养血之品,如鲜姜汁、甘蔗汁、鲜果汁、佛手、番茄、生薏米、粳米、白扁豆、灵芝、黑木耳、向日葵籽等。

3. 乳腺癌病人日常饮食应注意些什么?

乳腺癌病人在饮食上最好以清淡为主,少吃含有脂肪的食物,虽然脂肪是人体热量的主要来源,但摄入不宜过量。此外,癌症病人在治疗过程中或疾病进展中,常有恶心、呕吐、消化功能差等表

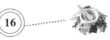

现,更应采用低脂肪饮食。蛋白质要合理摄入,乳腺癌病人在治疗的时候因为一些药物会引起消化道反应,导致消化功能减弱,或肿瘤增加机体消耗而引起营养不良,甚至恶液质。因此就有很多人盲目地采用高蛋白质膳食,殊不知高蛋白质的膳食会增加胃肠道的负担,使胃肠消化吸收功能更弱,且对肿瘤的治疗不利。另外,还要多食新鲜蔬菜、水果。乳腺癌病人最好可以多吃一些蔬菜、水果,因为这些食物中都含有大量的维生素 A、维生素 C、维生素 E 等。近年来研究发现,它们均具有抗氧化作用,可清除自由基,阻断致癌物亚硝胺的合成,抑制鳞状上皮细胞的变性及癌细胞的发生,还具有增强机体免疫功能、促使溃疡愈合等作用。

4. 乳腺癌病人的饮食禁忌有哪些?

乳腺癌饮食强调饮食平衡,病人身体所需的不可少,而且还要有营养。乳腺癌疾病本身没有什么特殊性,所以和其他疾病一样讲究辨证施食。病人有阴阳偏胜、寒热虚实之不同,食物也有寒热温凉、辛甘苦酸咸四气五味之别。热证宜寒凉,寒证宜温热;五味入口,各有所归,甘入脾,辛入肺,咸入肾,苦入心,酸入肝。辛味温散,如生姜、葱白;甘味和缓,如山药、芡实、饴糖;淡味渗利,如冬瓜、薏仁;酸味收涩,如乌梅、山楂;咸味软坚,如海藻、昆布、牡蛎等。

生活中,有很多的抗癌食品,但是乳腺癌病人不一定都适合,需要合理选择。如今,日常生活中的食物如大蒜、豆制品、绿茶等,都是抗癌良药,乳腺癌病人可以考虑选用。

乳腺癌病人要注意,如果女性平常不喜欢吃水果,那么可以多吃一点蔬菜作为代替。切记忌口,这对乳腺癌病人的恢复十分不利。

二、运动指导

1. 乳腺癌病人卧床期怎样进行功能锻炼?

乳腺癌根治术后,为了使皮肤愈合良好,避免发生积液,术后须放置橡胶引流管,并用胸带加压包扎。回病房后,将橡胶引流管接通负压吸引器,故术后 1~2 天为病人卧床期。此期主要应锻炼手、腕部及肘关节的功能,可做伸指、握拳和屈腕屈肘等锻炼。

2. 乳腺癌术后下床活动应如何进行功能锻炼?

下床活动期为拔除皮瓣下的负压吸引管后,病人开始下床活动至出院时为止。此期主要为肩关节的锻炼,由于接近腋下切口处的瘢痕组织尚未形成,故早期进行锻炼可使三角肌、斜方肌和背阔肌尽快恢复功能。这是乳腺癌根治术后,上肢功能锻炼的重要一环。锻炼的方法如下。

(1)术后 3~4 天,病人可坐起,开始进行屈肘运动。

(2)术后 5 天解除固定病人上肢的胸带后,可练习病人手掌摸对侧肩部及同侧耳部的动作。

(3)术后 9~10 天已拆除切口缝线。此时,可锻炼抬高患肢上肢,将患侧的肘关节屈曲抬高,手掌置于对侧肩部。初时可用一侧手掌托扶患侧肘部,逐渐抬高患侧上肢,直至与肩平。

(4)术后 14 天,练习将患侧手掌置于颈后,使患侧上肢逐渐抬高至病人自开始锻炼时的低头位、抬头、挺胸位、进而能以患侧手掌越过头顶并触摸对侧耳部为止。为了扩大肩关节的活动范围,此时还可做扶墙锻炼,加强抬高患侧上肢的功能。

3. 乳腺癌病人出院后如何进行上肢功能的锻炼?

乳腺癌病人出院后,应继续坚持患肢的功能锻炼。可重复做上述的各项练习,特别是扶墙抬高上肢的运动,可使上肢及肩关节的活动范围逐渐恢复正常。为了进一步使各项动作协调、自然、轻松,还可以进行以下几项功能锻炼。

(1)上肢旋转运动:先将病人的上肢自然下垂,五指伸直并拢。自身体前方逐渐抬高患侧肢至最高点,再从身体外侧逐渐恢复至原位。注意上肢高举时要尽量伸直,避免弯曲,动作应连贯,亦可从反方向进行锻炼。

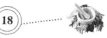

（2）上肢后伸运动：病人应保持抬头挺胸。此外，病人还可在日常生活中制订提、拉、抬、举物体的各种负重锻炼，以增强患侧上肢的力量，使其功能完全恢复正常。

以上锻炼要求每天锻炼 1～3 次，每次 30 组。注意避免过度疲劳，应循序渐进，适可而止。对有特殊情况的病人，应酌情减少或延缓锻炼时间，但不可停止练习。

4. 乳腺癌术后会出现"冰冻肩"吗，如何预防？

乳腺癌病人在接受乳房切除术后初期常常产生所谓"冰冻肩"的问题，这是由于术后伤口疼痛，病人往往不愿意活动其肩部。如果术后早期未能强调肩关节活动的重要性，则肩部固定不动及日后极可能产生粘连导致关节囊炎，即一般所谓的"冰冻肩"。"冰冻肩"病人肩部疼痛，关节活动度明显受限制，可能严重影响日常生活，包括穿衣、取物、驾驶等各项活动的执行。接受过放疗的病人，其肩关节活动度也可能因为周围组织纤维化而受到限制。所以，需要帮病人设计一套维持肩关节活动度的运动计划，以预防"冰冻肩"的发生，或在"冰冻肩"发生后帮助其改善症状。

利用橡皮筋、木棍或滑车辅助患侧肩关节的运动，或面靠墙壁做"手指爬墙壁"运动，都是维持或增进其关节活动度的好方法。如果此时仍然因为肩膀疼痛而影响保健，可以使用如经皮电刺激等物理治疗方法，以减轻关节活动时的疼痛，帮助其进行功能锻炼。在医护人员的指导或监督下，循序渐进、持之以恒地活动各关节，"冰冻肩"的问题可以减至最低的程度。对于接受乳房重建手术的病人，术后早期关节运动的计划，则需要视实际手术方法来作调整，以免影响肌皮瓣的血液循环。

5. 乳腺癌术后的保健原则是什么？

乳腺癌术后保健的原则是，在不影响伤口愈合及不造成过度疼痛的前提下，尽早开始做肩部以及上肢的关节活动，以促进手术后患臂淋巴侧支循环的建立和恢复肩关节的活动，避免局部的手

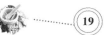

臂肿胀及预防日后患侧上肢酸痛、手臂麻木、肌肉无力、姿势不良、关节的挛缩及僵硬。

　　一般而言,乳房切除术后,在护理人员或理疗师的指导下,可立即开始在 40°范围内的肩部被动性外展及屈曲动作,在不痛的范围内也可加上肩部内旋及外旋的动作。辅具可以在病人坐起或卧床时用来帮助正确的摆位,如使用肩部外展吊带或使用枕头,将肩关节维持在 40°内的外展或屈曲,以帮助维持不痛的关节活动度。此外,患侧手腕及手肘的全关节活动度运动也可以尽早开始。在引流管拔除后,可加入患侧上肢的辅助性主动运动,亦即在医护人员的轻柔协助下,由病人主动缓慢地向各方向做肩关节的运动,以逐渐增加活动度及肌肉力量。

6. 乳腺癌术后哪些运动可以协助肩关节功能恢复?

　　一般可选择以下多样化的运动方式,当做运动的过程中有轻微疼痛及僵硬不适感时,别轻易放弃,请停留在此动作一分钟,且应注意自己的姿势是否正确,并做几次深呼吸来缓解不适,渐渐地活动度将会有所进步。每天至少做 2 次,每次 30 分钟左右,需连续进行至少一年。运动时除了可在镜子前调整姿势外,也可以一边运动,一边听音乐。若一年后肩关节功能未能恢复,则仍需继续坚持,必要时请理疗专业人员协助。

　　(1)握球运动(引流管拔除前):患肢手掌握一软球,做抓紧和放松的重复动作,每隔 1 小时可以做 1 次,每次做 10 分钟左右,术后隔天即可以开始。

　　(2)梳头运动(引流管拔除前):术后隔天即开始,将患侧肘关节放于桌上,用患侧手拿梳子梳头发,并保持头部垂直,梳完整个头止,累时可休息一下,但要持之以恒(图 1)。

　　(3)揉纸团运动(引流管拔除前):术后隔天即可以开始,准备 10 张纸,把患侧前臂舒服的放在桌面上,用手掌将 10 张纸分别捏皱成 10 个纸团。捏完后可以将纸团以抛球的方式,在自己手臂能力许可的范围内,把纸团往前抛掷(图2)。

(4)钟摆运动:术后第5天即开始,双脚微弯原地不动,身体向前倾,双手如走路般来回前后摆动(图3)。

(5)滑绳运动:术后第5天即开始,将绳子勾住钉子(在墙上位置需高过头顶),双手抓住绳子两端,患侧手臂放轻松,用健侧手将绳子往下拉,使患侧逐渐抬高,至少手肘需超过鼻尖。被抬高的手臂需靠近头部,然后患臂将绳子放低以抬高健侧,如此重复动作(图4)。

(6)爬墙运动:术后第5天即开始。正面爬墙,面对墙壁,脚趾距离墙壁20 cm站立,弯曲手肘将手掌放在与肩同高的墙上,两手保持平行,双手慢慢地在墙上往上爬行,直到感到伤口疼痛为止,每次爬行的高度在墙上做上记号,以衡量进展情形。另外,也可如正面爬墙之方式做侧面爬墙的运动,具体如图5。

(7)旋转绳子运动:术后第5天即开始,将绳子绑在门把上,用患侧手抓住绳子,人向后站直到能把手伸直到与地面平行的程度,然后尽可能地以画圆圈方式摆动绳子,渐渐地加大圆圈(图6)。

(8)棒子运动:术后第5天即开始,双脚站稳,双手拿一长棒,两肘部及肩膀成一直线。双手尽量举高,试着把棒子举过头顶;然后放松,弯下手臂至头后,重复此动作(图7)。

(9)肩膀运动:肩膀运动术后第5天即开始,肘部弯曲与肩膀同高,尽可能使肩膀转圈。

(10)拍球运动:术后第5天即开始,患肢可以拿一篮球做拍球、运球运动(图8)。

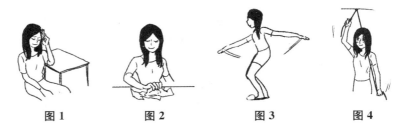

图1   图2   图3   图4

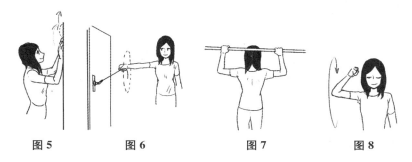

| 图 5 | 图 6 | 图 7 | 图 8 |

（11）扩胸运动：术后第 5 天即开始，双手于胸前交握，慢慢地提高双手放于前额，然后逐渐上提至头顶，并维持头部直立，双手手肘弯曲将手掌置于颈后互相交握，然后渐渐展开双肘。也可将背靠在墙上，再尽量让双肘也能靠紧墙壁。

（12）抓背运动：术后第 5 天即开始，将双手置于背后，由健侧手抓住患侧的手，往上背移动，在所能达到的最高位置，保持 1 分钟。

以上所有运动对增加肩关节活动度、预防水肿、改善姿势及肌力都颇有功效，运动后如有轻微发热、疼痛情形，可用冷敷来减轻不适，但冷敷时间不宜过长（15 分钟为限），以上运动为一般的原则性运动，运动剂量及方法仍须视病人个人情形予以调整，因此仍应请专业医师针对病人问题设计一套属于自己的运动，并且依据病人症状给予淋巴按摩、牵拉运动、筋膜放松术等徒手治疗，并配合适当的仪器辅助。如此一来，病人术后相关问题皆可获得有效的预防及治疗。

7. 运动可以预防乳腺癌吗?

专家提醒，适当运动可以降低体内雌激素水平，从而预防乳腺癌。研究发现，脑力劳动者和体力劳动者相比，前者乳腺癌发病率明显高于后者。因此，长期从事脑力劳动的人，要经常锻炼，保持健康的体重，但也不要刻意减得太瘦。健康匀称的体型有利于防止乳腺疾病的发生。

预防乳腺癌每周最好运动 5 次,每次 35～45 分钟。运动方式可以选择健身操、快步走、慢跑、球类运动等。因为规律的运动不但可以防止肥胖,还能降低人体内雌激素和胰岛素的含量,有效预防乳腺癌。

三、 用药指导

1. 乳腺癌术后为什么要进行规范化疗?

规范化疗是乳腺癌治疗成败的关键,在我国应大力提倡和加强。至今为止没有一种手术能适用于各期、各部位的乳腺癌,所以在强调规范化疗的同时,还要遵循个体化的治疗原则。乳腺癌病人在外科医生的指导下,从不同治疗方案中选择最理想的方案,多学科组成的综合治疗组将在乳腺癌个体化治疗中发挥重要的作用。

2. 乳腺癌根治术后行几期化疗? 用药方案怎么确定?

方案有多种,选择何种方案要根据病期、有无淋巴结转移、激素受体情况等决定。淋巴结转移者一般选用 TEC(多西他赛联合表柔比星及环磷酰胺)方案,或 FEC－T(氟尿嘧啶、表柔比星和环磷酰胺＋紫杉醇)方案。淋巴结阴性无高危因素的病人可选用CMF(甲氨蝶呤、环磷酰胺和 5－氟尿嘧啶)方案。淋巴结阴性有高危因素的病人可选用 FEC(氟尿嘧啶、表柔比星和环磷酰胺)或紫杉醇(TC)方案。

3. 什么是乳腺癌的内分泌治疗?

乳腺癌和前列腺癌、子宫内膜癌一样属于激素依赖型的肿瘤。乳腺上皮细胞内有一些受体,雌激素跟这些受体结合之后会促使乳腺生长和发育。如果在乳腺癌细胞当中也有大量的这种受体,与雌激素结合之后就会刺激乳腺癌的增殖,这就会导致乳腺癌的发展程度比较严重。

目前,通过一些抗雌激素的治疗手段能够抑制雌激素受体的功能。乳腺癌病人中大概有 2/3 的人雌激素受体是过表达的,这部分病人能够通过这种内分泌治疗获益,所以乳腺癌病人中还是有相当比例的病人需要接受内分泌治疗。内分泌治疗包括两种类型,一种口服用药,还有一种是注射到皮下。常见药物有 4 类:第一类是抗雌激素的药物,包括选择性的雌激素受体抑制剂,主要以他莫昔芬(三苯氧胺)为主;第二类是选择性的雌激素受体下调剂,它可以使得雌激素水平下降,以氟维司群为主要代表;第三类是芳香化酶抑制剂,主要代表药物如来曲唑、阿那曲唑、依西美坦,目前阶段来看,芳香化酶抑制剂进展比较快;第四类是中枢性的抑制剂,这类药物抑制了促性腺激素的释放而间接使得雌激素水平下降。另外还有早期用得比较多的大量雌激素和雄激素,不良反应是会抑制雌激素水平的释放。

内分泌治疗一般有 3 种用药方式:一种是连用 5 年,如来曲唑可以连续使用 5 年;另一种,服用 2~3 年他莫昔芬后换用芳香化酶抑制剂;第 3 种情况,使用他莫昔芬 5 年,5 年之后再换用芳香化酶抑制剂,仍然能获得很好的效果。这些治疗方案都有大量循证医学的证据做依托,对早期乳腺癌的治疗效果是非常可靠的。

四、 护理及常见问题指导

1. 乳腺癌术后怎样进行自我护理和保健?

(1)保持开朗乐观的情绪,注意休息,劳逸结合,适当参加户外活动,以增加机体免疫力。

(2)内衣应选择柔软、宽松、全棉,以减少对手术伤口皮肤的刺激。

(3)多进食高蛋白质、高维生素、低脂肪易消化的饮食。手术

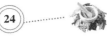

后一般不必忌口,但对于含有激素成分的食品及保健品应慎用。

（4）术后 5 年内避免妊娠,因妊娠易促使乳腺癌复发。

（5）可佩戴义乳。

（6）坚持功能锻炼,如康复操、"爬墙"、拉吊环等,坚持 1 年以上。

（7）注意患肢的保护。

（8）坚持各项治疗,如化疗、放疗、内分泌治疗等。

（9）定期门诊随访。

2. 术后多长时间需要复查？

定期的复查,一般术后 2 年内建议 3～6 个月查一次,2～5 年内每半年查一次,5 年以后可以每年复查一次。复查时做患侧胸壁及对侧乳房检查。每半年行胸部拍片、肝胆 B 超、肿瘤标志物（检查等）,每年行全身骨骼扫描检查等。

3. 化学疗法（化疗）,是否一定会掉光头发？

脱发只是化疗的一个后遗症,会否出现掉头发或其他后遗症取决于化疗时所采用的药物、剂量及疗程长短。某些人只出现很少后遗症,但有些却在接受化疗 3 周后便开始掉头发。但无论如何,头发会在完成化疗之后便重新长出。

4. 乳房再造是怎么回事？

乳房再造是指切除乳房以后,医生再给病人重建一个乳房。按乳房再造的时间可分为即刻（一期）再造和延迟（二期）再造。即刻再造就是在切除乳腺癌手术中进行乳房再造,肿瘤切除手术和乳房重建手术一次完成;二期乳房再造是指乳腺癌手术后 1～2 年,经复查没有复发迹象者,行乳房再造手术。

5. 是否所有的病人都适合乳房再造？

乳房重建适合于因各种原因准备或已经接受乳房切除的女性,或因为保乳手术导致乳房明显变形的病人。只要没有乳腺癌的全身转移,有意愿进行乳房再造的病人均可以向医生咨询了解乳房再造的情况。

6. 术后什么时候进行乳房再造合适？

乳房再造可以在切除乳腺之后即可进行或者等待所有的放、化疗结束后进行。即刻再造就是在切除乳腺癌手术的同时进行乳房再造，根治肿瘤手术和乳房重建手术一次完成。二期乳房再造是指乳腺癌手术后，经复查没有复发迹象者，行乳房再造手术。即刻乳房再造的优点是只需一次手术，术后没有乳房缺失的体验，精神上心理上遭受的痛苦少。二期再造的优点是病人有乳房缺失的切身体验，对乳房再造能做出理性的判断，术后满意度高；缺点是需要两次手术，手术费用高。

7. 术后需要进行放疗的病人如何选择乳房再造？

术后明确需要进行放疗的病人，建议先放置组织扩张器，在放疗结束后更换为永久性假体。如果需要采用自体皮瓣进行重建的病人，同样建议延迟至化疗、放疗结束后进行，因为放化疗可能对重建乳房的外形造成不利影响。有经验的团队可考虑进行组织扩张和植入物即刻重建后予以放疗。如果病人已经接受过放疗，则不建议使用组织扩张器和植入物的重建方法，这类病人术后常发生较严重的包囊挛缩、移位、乳房美观度差、植入物易暴露等并发症。

8. 病人应该如何选择适合自己的假体？

乳房假体一般根据材质可以分为硅胶假体和盐水假体，硅胶假体一般手感柔软，逼真效果好，价格相对昂贵；盐水假体虽然便宜、手感一般，但是较易产生破裂，如果产生破裂，假体中的盐水可以自然吸收，不会产生残留。根据假体形状可以分为滴水形及半球形，一般乳腺癌病人年龄偏大，乳房有下垂，故采用滴水形的为多。假体的体积一般根据病人对侧乳房的大小决定，必要时可以调整对侧乳房的形态，以达到一致。

9. 手术后如何保护患肢？

由于乳腺癌根治手术腋窝淋巴被清扫，上肢淋巴液回流受到

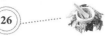

阻碍,组织液积聚皮下容易发生患肢水肿。同时,组织液也是良好的培养基,一旦伤口发生细菌感染,往往难以控制。因此,手术后患肢的保护是终生都要注意的。以下细节需要注意:①不在患肢抽血、静脉注射、测血压。②患肢不提重物、不背包,避免长时间下垂,睡觉时适当抬高,避免受压。③避免患肢皮肤破损及感染,如避免蚊虫叮咬。一旦皮肤破损,应该局部消毒处理,适当应用抗生素,情况严重者应去医院就诊。④避免佩带过紧的饰品,如戒指、手表。

10. 乳腺癌染发后会复发吗?

乳腺癌病人,特别是化疗后肝、肾功能差者,染发剂中的对苯二胺会损害肝、肾,不利于病人康复;同时还可能诱发新的恶性肿瘤,或是增加乳腺癌术后复发、转移的机会。因此,不仅是乳腺癌病人,其他恶性肿瘤病人在康复期都要尽量少染发。

11. 乳腺癌病人可以怀孕吗?

建议乳腺癌病人治疗期间不要受孕,想要生孩子的话,应根据自身的病情,早期病人或无淋巴结转移者观察 3 年,如没有转移迹象的,可以考虑怀孕;有淋巴结转移的病人最好要观察 3 年以上,如未出现转移迹象再受孕。

12. 乳腺癌一定会遗传吗?

家族病史中曾有亲属罹患乳腺癌,只是其中一个增加风险的因素,并不代表必然会患乳腺癌。乳腺癌病人中,其实只有5%～10%直接与基因变异有关。很多有所谓乳腺癌遗传基因的女性,一辈子也从没患过乳腺癌,所以无须过分担心。

13. 如何进行乳房自检?

乳腺自查口诀:"一看二摸三通过"。即洗澡时、睡觉前、月经完后 2～3 天,先举手,后叉腰然后左右仔细瞧,左摸右,右摸左手指平移回腋窝。

乳房自查的重要环节是:认真观察(一看)和仔细触摸(二

摸),最好坚持每月一次,时间选在月经结束后 2～3 天。因为此时的乳房非常柔软,易于发现问题。绝经的女性,可在方便的情况下,选择一月中的任何一天。摸的时候,用手指的末端掌面慢慢平移,按顺序轻摸乳房,不要漏掉任何区域,要特别注意乳房外上方部位和腋窝。自我检查的步骤如下。

（1）在镜前观察乳房有没有异常变化,比较与上次检查时有无不同之处。

（2）双手叉腰,令乳房及胸肌松弛,细心观察。

（3）双臂上举,再重复观察如上。

（4）仰卧于较硬的床上,在想象中将乳房分为 4 个部分,用手逐一按摩并注意是否有肿块。

（5）垫一枕头或浴巾与左肩下,左手置于头下,右手手指靠拢伸平,在左侧乳房四周作平压按摩,并检查乳头周围,应特别注意乳房外上方区域以及腋窝。

（6）将左手垂下,靠拢身旁,用同一方法检查左乳房外上方,由左乳房外侧向内直至乳头。

（7）再检查乳房外下方,外至乳头。

（8）用同一姿势及伸平的手指检查乳房与腋窝之间,最后检查左腋窝。

14. 术后出现上肢淋巴水肿的常见原因

乳腺癌病人经治疗后可能产生上肢淋巴水肿的问题,发生时间可在几个月或几年之后,发生原因不完全明确。因手术往往包括腋窝淋巴组织清扫术,或接受放射治疗,可能导致腋窝附近组织发炎或纤维化,这些情况都可能造成患侧上肢淋巴回流受阻,导致淋巴液聚集于上肢远端的组织间隙中,以皮下脂肪和皮肤处为主,造成肢体的肿胀,久而久之会变硬、纤维化,并容易感染影响舒适感、外观、功能、情绪及心理,极少数造成淋巴系统的恶性肉瘤。术后患肢淋巴水肿发生的比例一般为 20%～40%。越早开始治疗,越可以有效控制症状,但无法根治,所以希望能更多了解危险因子,减少发生机会。

预防淋巴水肿的原则:一是避免淋巴液产生的增加,二是避免淋巴回流的受阻。虽然病人合并淋巴水肿的危险性不尽然一样,淋巴水肿甚至可能发生于 10～20 年后,但是所有的病人都被告知相关的注意事项,可使大多数病人受益。

15. 术后出现上肢淋巴水肿怎么治疗?

若术后出现淋巴水肿,治疗越早开始效果越好。手臂抬高的效果不大,主要是以完整的消肿胀物理治疗(包括皮肤及指甲护理、绷带或压力袖套、徒手淋巴引流及治疗性运动和分段式加压循环机)。

(1)皮肤及指甲护理:可涂抹水溶性酸性乳液,维持皮肤适当的状况并避免感染,若有伤口感染时,要先充分治疗。

(2)徒手淋巴引流:以轻柔的按摩技巧,刺激淋巴管的收缩,将淋巴液导向临近有功能的淋巴系统。先按摩患侧腋下,躯干及同侧会阴部的淋巴结,再依次按摩同侧的躯干、肩膀、上臂、前臂、手腕及手。从近端开始,再到远端。不同部位使用不同的按摩手法,并且按摩力不能太大,宜轻柔,避免肿胀。

(3)包覆多层绷带:在徒手淋巴引流后应该马上包覆多层绷带,以维持疗效。包扎时由指尖向上包覆,远端压力较大,近端压力较小,之后再进行运动。在消肿状况稳定后再定做压力袖套,压力在 30～50 mmHg,每 3～6 个月宜更换。戴太久失去压力,就没有效果了。压力袖套的袖子与手套分开,方便洗手时脱下手套;在运动、日常活动及坐飞机时都应穿戴,而且每天穿,全天穿,只有洗澡时拿下来,睡觉时改缠绷带。

(4)治疗性运动:适度的运动证实可促进淋巴回流及蛋白质的再吸收,建议的项目包括关节运动,有氧运动及肌力训练,并且视个人情况设计个别化的运动。注意要缠绷带或压力袖套做运动,不能做局部激烈的运动,否则肿胀更严重。

（5）分段式加压循环机：为多段式设计（10 mmHg 压力差），远端压力较大,近端压力较小,一般认为使用低压力、长治疗时间较有效。在乳腺癌的保健治疗中,已被证实具有的疗效是可以改善肢体的活动度、淋巴水肿的严重程度、疲劳感、提高生活品质。

16. 术后出现上肢淋巴水肿后,生活细节上有哪些注意事项？

（1）患侧避免注射、抽血、打针及量血压。

（2）患侧避免受伤、皮肤干裂及感染,工作时戴手套保护。

（3）不要穿太紧的袖子或戴首饰,内衣不要穿太紧,不要有钢丝。

（4）不要提太重的东西（超过 5 000 g）或反复使用患侧。

（5）避免过热,包括晒久、日光浴、热水澡、蒸汽浴及深部按摩。

（6）避免过度激烈的运动,运动时宜穿戴压力袖套。

（7）避免体重急剧上升。

（8）坐飞机时宜戴压力袖套。

患侧手臂可能在术后不久即产生肿胀,不过如果注意正确部位,将患肢抬高,避免长时间下垂,肿胀的情况通常会很快自行恢复。教导病人在术后时常进行上肢远端肌肉的收缩运动,患侧手部反复用力握拳放松,也可起到促进淋巴及血液循环,减轻或预防水肿的效果。然而,如果手臂在治疗后数周开始逐渐产生肿胀,而上臂或前臂的周径增加达 2 cm 以上者,便需要给予适当的治疗。

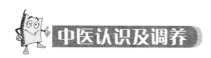
中医认识及调养

1. 中医对乳腺癌是怎样认识的？

在中医典籍中多将乳腺癌称为"乳岩",也有称为"乳石痈"。

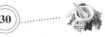

根据中医经络学说,乳头、乳房分别属于肝、胆、胃经。《外科大成》提到:"按乳头属足厥阴肝经,乳房属足阳明胃经,外属足少阳胆经。"乳头为肝肾二经之冲,乳房为阳明气血会集之所。乳部经络赖肝之疏泄、阳明之布司。肝脾两伤,痰气凝结,遂生本病。《景岳全书》提出"乳岩属肝脾二脏郁怒,气血亏损,故初起小核结于乳内,肉色如故,其人内热夜热,五心发热,肢体倦瘦,月经不调。若积久渐大,潺岩色赤出水,内溃深洞为难疗"。乳腺癌总属本虚标实之证,因虚致实,虚实相兼,整体虚与局部实互见。本病初起多见标实之象,病久则显露本虚之候。正气内虚、脏腑阴阳失调是乳腺癌发生的基础,七情内伤是乳腺癌发病的重要因素。肝气郁结、冲任失调、毒热蕴结、气血两虚。肝气郁结,肝经失于疏泄,气血壅滞,则乳络不畅、乳房结块。先天不足,或多产房劳,肝肾亏虚,冲任失养,致乳络不荣,乳房肿块质硬。气火痰热结聚肝胃二经,经脉瘀滞化生乳岩,毒热蕴结,致肿块破溃、浸淫秽臭。乳岩日久,气血耗伤,贫血消瘦,疼痛难忍,五脏俱衰。

2. 不同体质乳腺癌如何进行中医辨证分型?

中医药在乳腺癌的治疗中起辅助作用。手术治疗是早期乳腺癌病人的首选方法。对于失去手术机会的中晚期乳腺癌病人来说,放化疗和内分泌治疗能有效抑制肿瘤的扩散、复发和转移。中医药则能够通过辨证施治改善乳腺癌病人的生存质量,减轻放、化疗的毒副作用,调节免疫功能,抑制肿瘤生长,延长病人的带瘤生存期。中医治疗作为乳腺癌综合治疗的一部分可以贯穿乳腺癌治疗的全过程,在早期乳腺癌治疗中可以延缓肿瘤的发展,在中晚期乳腺癌的治疗中,中医药日渐发挥出其辨证施治、调补结合、处方灵活等独特优势。临床上,根据病人的阴阳、气血、脏腑、经络等方面的不同病理变化,可将乳腺癌分为肝气郁结型、冲任失调型、毒热蕴结型和气血亏虚型。

(1)肝气郁结型:七情所伤,所愿不遂致乳房肿块初起胀痛,引及两胁作胀,急躁易怒,口苦咽干,头晕目眩,舌质红、舌苔薄白或薄黄,脉弦有力。

（2）冲任失调型：乳房结块,皮核相亲,坚硬如石,表面不光滑,五心烦热,潮热盗汗,腰膝酸软,月经不调,舌红苔少,脉细无力。

（3）毒热蕴结型：乳房肿块迅速增大,疼痛,溃破,状如山岩,形似莲蓬,淌水恶臭,伴发热、便秘,舌质暗红或红绛,脉弦数。

（4）气血亏虚型：乳中结块溃烂,色紫暗,流水臭秽,或与胸壁粘连,推之不动,伴头晕耳鸣,神疲气短,面色苍白,夜寐不安,肌体消瘦,舌质淡,脉细弱。

（5）肝气郁结型为乳腺癌早期,以肝郁脾虚、血瘀痰凝为病理特点;冲任失调为肝郁气滞、肝肾亏虚,气滞血瘀,乳络不畅;毒热蕴结型为乳腺癌中、晚期,热毒浸淫,局部扩散;气血亏虚型为乳腺癌晚期,正虚邪实,气阴两亏。

3. 乳腺癌常用中成药有哪些?

（1）平消胶囊：由郁金、马钱子粉、仙鹤草、五灵脂、白矾、硝石、干漆（制）、枳壳（麸炒）组成。功效有活血化瘀,止痛散结,清热解毒,扶正祛邪。对肿瘤具有一定的缓解症状、缩小瘤体、抑制肿瘤生长、提高人体免疫力、延长病人生命的作用。口服,一次 4～8 粒,一天 3 次。

（2）康赛迪胶囊：本品由斑蝥、刺五加、半枝莲、黄芪、女贞子、山茱萸、人参、三棱、莪术、熊胆粉、甘草组成。功效为破血消瘀,攻毒蚀疮。口服,一次 3 粒,一天 2 次。

（3）贞芪扶正胶囊：由黄芪、女贞子组成,功能为主治补气养阴,用于久病虚损,气阴不足。配合手术、放射治疗、化学治疗,促进正常功能的恢复。口服一次 6 粒,一天 2 次。

4. 乳腺癌术后常用药膳有哪些?

（1）灵芝煲乌龟

组成：乌龟 1 只,灵芝 30 g,大枣 10 枚,调料适量。

制法：先将乌龟放入锅内,用清水煮沸,捞起,去甲壳及内脏,切块略炒,然后与大枣（去核）、灵芝用瓦锅煲汤,加调料煮入味。

功效：可防治癌症。

（2）橘皮粥

组成：青橘皮、青橘叶、橘核各 20 g,薏米 50 g,粳米 100 g。

制法：将青橘皮、青橘叶、橘核放入锅内加清水适量煎煮成汁,去橘皮、叶、核。下入粳米、薏米用旺火煮沸,转用文火熬煮至八成熟时,放入红糖搅翻匀,再煮至米烂熟成粥。吃粥时佐以糖醋大蒜头,每天 1~2 餐。

功效：为行气、散结、消积。用于乳腺癌早期病人。

（3）蜈蚣山甲海马散

组成：蜈蚣 6 只、海马 1 只、炙山甲 45 g。

制法：将上药烘干,共研细末,制或散剂,每次 3 g,每天 3 次,用黄酒冲服,连续服用 15~20 剂为一疗程。

功效：有活血化瘀、消肿通络,攻毒止痛。用于乳癌硬结、溃烂翻花或淋巴转移之瘀毒内阻型中、晚期乳腺癌病人。

（4）灵芝黄芪肉汤

组成：灵芝、黄芪各 15 g,黄精 15 g,鸡血藤 15 g,猪肉 100 g。

制法：共煮汤,油、盐、味精调味,每天 1 剂。

功效：能益气健脾,养血,提高机体免疫力。适用于头晕、乏力、纳差、体虚之乳腺癌病人或术后、放化疗后体虚或白细胞低下者。

（5）参芪猴头鸡汤

组成：党参 15 g,黄芪 30 g,猴头菌 100 g,大枣 10 枚,母鸡肉 250 g,清汤适量。

制法：猴头菌泡发切块，鸡肉切块，共放蒸钵内，加料酒、姜、葱，以湿棉纸封口，炖熟食用。能补气养血，行气止痛。

　　功效：适用于乳癌手术后或化疗后神疲、气短、心悸等气血亏虚病人。

　　(6) 金龟虫草汤

　　组成：金钱龟一只(250～500 g)，虫草 15 g，沙参 30 g，灵芝 15 g，蜜枣 6 枚。

　　制法：金钱龟去内脏，连龟甲斩为块，用文火炖约 1 小时，调味分早、晚 2 次食用。每天 1 剂。

　　功效：能补益肺肾，养阴润燥，止咳化痰。用于放射性肺炎、皮炎等。

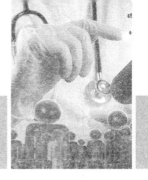

第三章

肝 肿 瘤

　　肝癌即肝脏恶性肿瘤,可分为原发性和继发性两大类。原发性肝脏恶性肿瘤起源于肝脏的上皮或间叶组织,又称为原发性肝癌,是我国高发的、危害极大的恶性肿瘤;起源于间叶组织的称为肉瘤,与原发性肝癌相比较为少见。继发性或称转移性肝癌系指全身其他器官起源的恶性肿瘤转移至肝脏,一般多见于胃、胆道、胰腺、结直肠、卵巢、子宫、肺、乳腺等器官恶性肿瘤的肝转移。原发性肝癌的主要病因:①病毒性肝炎(乙肝 90%,丙肝 5%～8%);②肝硬化;③黄曲霉毒素;④饮用水污染;⑤遗传因素,常有家族聚集现象;⑥其他:如农药染料、华支睾吸虫感染等。肝癌发病的高危人群:①有慢性乙肝史或乙肝抗原阳性者;②肝硬化病人;③家族中有人罹患肝癌;④饮食不洁者,长期进食霉变食物、含亚硝酸盐食物以及食物中缺乏微量元素硒。对于肝癌的高发年龄段,一般认为,35 岁以上、有肝炎或肝硬化病史的人群都是肝癌的高发人群,这些人群应该定期做甲胎蛋白和超声检查,一般每年 2 次。

　　目前早期肝癌首选手术治疗,当然也并不是所有人手术后就能达到很满意的效果,事实上没有一种方法是可以保证痊愈的,因为肝癌还有复发的可能。提高肝癌术后生存率可以从以下几点入手：首先肝癌的手术过程很重要,术中的预防措施对延长无瘤生存亦至关重要,最基本的注意点是在整个手术过程中尽量避免挤压肝脏和肿瘤;对无法达到足够切缘距离者肝创面应作相应处理,如无水酒精注射、无水酒精或化疗药物创面包埋、肝切面做微波固化、冷冻等。术后还要配合各种辅助治疗,如生物治疗(免疫治疗、DDS)、化疗及中医中药治疗等。肝癌的手术治疗后,在整个过程中要密切监测肿瘤的生长情况,定期做好复查。一旦发现复发,肝癌再次切除后 5 年生存率仍可高达 40％以上。因此,凡复发性肝癌有条件者应积极建议再手术切除。提高术后生存率是关键的,病人术后要保持积极、乐观的心态也很重要。

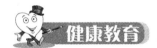 健康教育

一、 饮食指导

1. 肝癌病人为什么要保持平衡饮食?

肝癌病人消耗较大,必须保证有足够的营养。衡量病人营养状况的好坏,最简单的方法就是能否维持体重。要使体重能维持正常的水平,最好的办法就是要保持平衡膳食,要求病人应多食新鲜蔬菜,而且一半应是绿叶蔬菜。

2. 肝癌病人为什么不能进食高脂肪餐?

高脂肪饮食会影响和加重病情,而低脂肪饮食可以减轻肝癌病人恶心、呕吐、腹胀等症状。肝癌病人食欲差,进食量少,如果没有足够量的平衡膳食,必须提高膳食的热量和进食易于消化吸收的脂肪、甜食,如蜂蜜、蜂王浆、蔗糖以及植物油、奶油等。肝癌病人应多吃富含蛋白质的食物,尤其是优质蛋白质,如瘦肉、蛋类、豆类、奶类等,以防止白蛋白减少。但是,在肝癌晚期肝功能不好时,

要控制蛋白质的摄入,以免过多进食蛋白质诱发肝性脑病。

3. 肝癌病人为什么要补充维生素和矿物质?

维生素 A、C、E、K 等都有一定的辅助抗肿瘤作用。维生素 C 主要存在于新鲜蔬菜、水果中,胡萝卜素进入人体后可转化为维生素 A,所以肝癌病人应多吃动物肝脏、胡萝卜、花菜、黄花菜、白菜、无花果、大枣等;同时还应多吃些新鲜蔬菜和水果,如萝卜、南瓜、竹笋、芦笋、苹果、乌梅、猕猴桃等。科学家发现,微量元素硒、镁、铜、镁、铁等矿物质具有抗癌作用。肝癌病人应多吃含有这些微量元素的食物,如大蒜、香菇、芦笋、玉米、海藻、海带、紫菜、蛤、海鱼、蛋黄、糙米、豆类、全麦面、坚果、南瓜、大白菜、大头菜和动物的肝、肾,以及人参、枸杞子、山药、灵芝等。

4. 肝癌在放、化疗期间的饮食有哪些注意事项?

肝癌病人到了晚期是需要进行化疗和放疗的。放疗是利用电离辐射治疗各种恶性肿瘤的重要手段,但由于放疗对正常组织和癌细胞均有杀伤作用,因此常可引起一系列毒性反应。如果能根据放疗不同阶段进行合理科学的饮食调理,就可有效减轻放射线的损伤,把治疗坚持到底。

(1) 高热量:在放化疗期间,病人一定要多进食高热量、高蛋白质、高维生素和适量的无机盐及微量元素。由于病人的肝功能障碍、肝功能失代偿,此类病人应遵医嘱,限制水、盐等的摄取。

(2) 饮食多样化:在生活中病人一定要注意饮食多样化,膳食搭配,保证各种营养成分相互补充,提高机体免疫力。烹调要注意色香味俱全,最好是蒸、煮、炖,不吃烟熏、炸、烤食物。不吃腌渍食品,不吸烟、不饮酒,因酒精能使致癌物活化,使免疫功能降低。

(3) 多吃蔬菜、水果:除了注意摄入大量的高蛋白质和高热量的食物之外,还一定要注意多吃新鲜蔬菜和水果。蔬菜中含有丰富的抗癌物质,如卷心菜、大葱等。应多吃富含 β 胡萝卜素、维生素 C、维生素 A 的食物。维生素 C 和维生素 A 能增强细胞功能,是阻止癌细胞生成扩散的第一道屏障,增强抵抗力,抑制癌细胞的增生。富含维生素 C 和维生素 A 的食物有西红柿、山楂、橙柑、柠檬、话梅、大枣、猕猴桃、胡萝卜、梨、苹果等。蔬菜中以花菜为例,花菜的营养十分丰富,它含有蛋白质、脂肪、糖分,以及维生素和钙铁磷铜锰等多种矿物质,常吃花菜可增加肝脏的解毒能力,并提高机体的免疫力,防止感冒和坏血病的发生。此外,花菜中含有多种吲哚衍生物,能增强机体对苯并芘的抵抗能力。花菜还含有能分解亚硝胺的酶和"二硫酚硫酮",能中和毒物并促进机体排泄。所以多食花菜可减少癌症复发转移的机会,对身体很有益处。

(4)清淡食物:由于化疗对病人的消化道系统造成一定的不良反应,病人要吃少油或不放油的一些清淡爽口的生拌凉菜或一些酸性食物,起开胃作用。肝癌化疗后的饮食要少而精。在化疗期间,病人会出现恶心、呕吐或腹泻,多数人食欲减退。因此在选择食物时要高质量蛋白质与高热量食品多样化,鼓励病人坚持进食。若病人因严重呕吐不能进食导致营养不足时,应用肠外营养补充葡萄糖和蛋白质。

(5)少量多餐:在化疗反应较大时,一般以稀粥、烂面、鸡蛋羹、牛奶、鱼汤和果汁为主。以后随着反应减轻而增加饮食量,少吃多餐,尽量增加基础营养。

(6)改变烹饪方式:放、化疗可抑制骨髓造血功能,使红细胞、白细胞及血小板计数下降,可采取煮、烧、蒸的方法烹制。选择含铁较多的食品,如动物的肝、肾、心和瘦肉、蛋黄等。因肝癌病人大多同时患有肝硬化,门静脉高压造成食管下段、胃底静脉丛曲张,其静脉易受反流的酸性胃液腐蚀和粗糙食物损伤,或因食用辛辣、刺激、过热的食物造成食管黏膜充血而容易破裂。

5. 肝癌合并糖尿病的病人在饮食上要注意什么?

肝癌病人如合并有糖尿病,应多食用富含蛋白质、维生素及高热量的食物,饮食宜清淡、低糖、低钠,少量多餐。应避免食用难以消化或刺激性的食物,更要戒烟、禁酒。肝癌合并糖尿病的病人应禁忌进食白糖、红糖、葡萄糖,以及糖制品、甜食、蜂蜜等含糖量较高的食物;少食土豆、芋头、奶油、猪油、羊油、黄油、花生、瓜子、动物内脏等,忌食重油肥腻。宜食粗杂粮(荞麦、豆麦、燕麦片、豆制品等)。

6. 肝癌介入治疗后的饮食应注意什么?

肝癌介入治疗后,病人往往食欲不振,所以在饮食护理过程中,要着重注意改善病人的食欲,鼓励进食。给予高蛋白质、高热量、高维生素、低脂肪食物,如瘦肉、鱼、禽蛋、奶制品、豆制品、新鲜蔬菜和水果等。限制动物油的摄入。饮食多样化,注意食物搭配,做到色、香、味俱全,以利增进食欲。进食应以易消化的软食为主,忌坚硬、辛辣之品,少食煎炸食品,少量多餐,也要避免有刺激性及植物纤维素多的食物,以免引起伴有肝硬化病人发生食管或胃底静脉破裂出血。多食新鲜蔬菜、水果,喝果汁饮料,补充维生素。

7. 预防肝癌的"三益"和"三忌"饮食是什么?

● 三益

(1)吃胡萝卜及柑橘:蔬菜和水果对肝脏的保护作用是由其中的维生素、矿物质、纤维等之间的相互作用产生的。绿叶蔬菜、胡萝卜、土豆和柑橘类水果的预防作用最强。建议每天应吃 5 种或 5 种以上的蔬菜水果,包括早晨喝一杯果汁,上、下午各吃一片水果,正餐时再吃两份以上蔬菜,这样一天总摄入量 400～800 g,可使患肝癌的危险性降低 20%。

(2)吃奶制品:医学研究证明,在控制喝酒的情况下,如果每天食用奶制品,包括牛奶及酸奶等,患肝癌的概率将减少 78%。目前,小孩已经养成了食用奶制品的习惯,但成年人中食用奶制品的还为数不多,不妨加以改进。

(3)喝铁观音:闽南人爱喝茶,这对防肝癌很有益,尤以闽南一带常见的铁观音为最佳,雨前龙井也不错。

● 三忌

（1）不吃腌菜：酸菜、咸菜、咸鱼等腌菜爽口开胃，天气热了，食欲不好，许多人更喜欢以腌菜下饭。但腌菜中含有较多量的亚硝胺，实验证明与肝癌的发生有关，最好不吃或少吃。而且切记，一定要腌透之后才能吃。

（2）不吃发霉食物：春季，食物极易发霉。发霉食品中的黄曲霉毒素为致肝癌物质，致癌所需时间最短仅为24周，因此食物应妥为存放。一旦发霉就应立即丢弃，尤其是黄豆、花生、红薯、甘蔗等，切不可再食用。此外，花生油同样不宜久贮，如果发现产生哈喇味就不宜食用。否则不仅味道不好，更重要的是会导致癌症。

（3）不饮或少饮酒：长期饮酒，酒精会将胃黏膜消化掉。胃的细胞一旦受伤，食物中的有毒物质就容易被胃吸收，从而容易引起酒精性肝炎，损害肝脏的解毒功能，甚至引起酒精性肝硬化，此乃肝癌发生的危险因素。如果用发霉的花生来下酒，诱发肝癌的可能性会更大。

二、运动指导

1. 如何能有效改善肝癌病人癌因性疲乏?

进行轻至中度的有氧锻炼是改善癌症病人治疗期间及治疗后癌因性疲乏症状的有效途径，每天进行2次6分钟的步行锻炼可以缓解肝癌病人的慢性肾衰竭（CRF），尤其是情绪和身体的疲乏。放疗后肿瘤病人感觉虚弱和易于疲劳，在此期间必须注意休息，待逐渐恢复后，可适当调整作息时间选择最适合自己的运动项目。

2. 患肝癌后是应该静养还是多运动?

患了肝癌，是该静养还是多运动？这个问题要视病人的具体情况而定。根据不同肝癌病人疾病的程度及治疗所造成的不同后果区别对待。肝癌是一种消耗性疾病,病人食欲差,进食少,加之消化功能障碍,营养物质吸收少,病人常常感到乏力,所以应注意休息,尽量少活动。尤其是肝癌晚期,由于发热、疼痛、失眠,或其他一些并发症,病人的体力进一步消耗,应绝对卧床休息,否则不利于疾病的治疗。对于肝癌结节较大的病人,还应尽量避免弯腰或屏气的动作,以免因腹腔压力的变化导致肝癌破裂,引起出血。早期或中期肝癌病人,经过第一阶段治疗后,病情已经稳定,饮食恢复正常,体力大为增强时,可以做一些活动。疲劳是会伤肝的,所以运动以慢走、散步为宜,早晚到公园打打太极拳、练练气功,均有调理身体、帮助康复的作用。少去人群聚集的公共场所,以免患流行性或传染性疾病。

3. 适当运动的效果如何?

通过适当的运动可以起到很好的效果,即便是晚期肝癌病人也不例外。恢复正常饮食后,有效缓解肝癌的恶化。还能使肿瘤病友食欲增加,白细胞、血小板恢复正常。配合化疗后极少出现恶心、呕吐等不良症状,还能缓解疼痛。保持良好睡眠等也对肝癌有良好的效果,可以提高病人的生存质量,从而使肝癌病人总能保持正常的生理体力,成功地完成治疗。

4. 早期肝癌病人术后为什么要进行锻炼?

对于早、中期的肝癌病人,若经过手术治疗后病情已经得到控制,仍长期卧床,不进行锻炼,就可能出现肌肉萎缩,器官组织功能退化,生命质量降低,而且机体免疫功能低下,也使癌症易于复发或恶化。大多数医生不主张病人完全躺在家里静养,和社会脱节,适当参与锻炼、社交对增强病人体质、改善病人的情志、促进病人康复大有好处。当然,要根据肝癌病人不同的年龄和体质选择适宜的运动项目和运动强度。循序渐进,逐渐加大运动量。散步、打太极拳等,有助于增加食欲及改善病人的精神状态,但亦不能过度。

三、 护理及常见问题指导

1. 肝癌病人在家如何养成良好的生活习惯?

保持良好的心态,建立合理的起居规律,养成良好的生活习惯,不任意扰乱生物钟。注意保暖、预防感染、避免重体力劳动,适当运动。禁烟、酒、辛辣、厚腻、生冷、霉变的食物,保证营养。遵医嘱用护肝药物,定期检查白细胞计数,肝功能、甲状腺指标等。

2. 肝癌会不会传染?

肝癌不会传染。但是,临床上近 90% 的肝癌都伴有乙肝抗原阳性,因此有乙肝传播的可能,而乙肝是导致肝癌的诱因,应该做好预防,可注射乙肝疫苗。

3. 肝癌会遗传吗?

肝癌不会遗传。肝癌的家族聚集倾向可以从以下 3 个方面考虑:①肝炎病毒的水平传播:肝炎病人的家庭成员接触极为密切,如有一个感染乙肝病毒,很容易在不知不觉中殃及其他人。此种情况也说明肝癌的家族倾向不能归咎于肝癌的遗传。②乙肝病毒的垂直传播:遭受乙肝病毒感染并成为长期病毒携带者的母亲,在分娩时或分娩后可能将病毒传染给新生儿。由于新生儿免疫功能尚未健全,不能有效地清除病毒而形成持续感染,以致发生慢性肝炎、肝硬化,最后演变为肝癌。这种情况常会被误认为是肝癌的遗传。③一家人之间饮食习惯、生活方式等也基本相同,大家接触致癌因素的机会也基本相等,就会导致多个人同时或先后患肝癌。

4. 预防乙肝的最佳办法是什么? 肝癌只在中年发病吗?

接种乙肝疫苗是预防乙肝的最佳办法,我国从 20 世纪 80 年代开始进行乙肝疫苗的接种,现在发病率总体呈下降趋势,但是要见到显著的成果,估计还要几十年。另外,肝癌不一定是年纪大的人才会得,临床上也有因为母婴传播而患病的乙肝病人,十几岁发

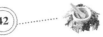

病,短短几年就发展成肝癌的例子。

5. 我们日常在检查中应该注意些什么?

对于普通人而言,建议一年做一次体检。像乙肝、丙肝病人,还有病毒性肝炎引起的肝硬化病人,都是肝癌的高危人群,一般最长半年就要做一次体检。如果检出高度可疑肝癌又无法确诊的,那么最长 3 个月就要做一次影像检查和化验,建议最好做腹部超声和肿瘤标志物的检查。

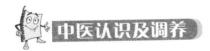

1. 传统中医对肝癌的认识如何?

传统中医理论体系中并无肝癌这一病名,将其归属于中医学的"积聚""黄疸""肝积""胁痛""鼓胀"等范畴。《难经》中的"在右肋下覆大如杯"和《诸病源候论》中的"肝积"均属于现代医学中肝癌的范畴。《诸病源候论·积聚病诸候》中曰:"诊得肝积,脉弦且细,两肋下痛""在肋下,若覆杯""积聚者,由阴阳不和,脏腑虚弱,受于风邪,搏于脏腑之气所为也",直观形容出肝区的肿块,这也是古代医家对肝癌的初步认识,古人云:"壮人无积,虚人则有之。""积之成也,正气不足,而后邪气踞之。"一般认为,肿瘤的发生是由于正气不足,脏腑功能失调,气滞、血瘀、痰凝、毒聚而形成的。肝癌的病因病机总的来说是本虚标实,以脾虚为本,气滞、血瘀、湿热、毒邪为标。肝癌的"标"在肝,而病之"本"在脾,认为"脾虚"是其主要的病因病机所在,并与感受湿热邪毒、长期饮食不节、嗜酒过度及七情内伤等引起机体阴阳失衡有关。

2. 不同体质肝癌病人如何进行中医辨证分型? 常用中药有哪些?

(1)肝热血瘀型:症见肚腹结块或胀顶疼痛,口唇干焦,或烦热口干,甚则肌肤甲错,便结尿黄,舌苔白厚,舌质红或暗红,时有齿印,脉弦数,辨证要点为胸胁不适,舌质红、脉弦数。该证型见于疾病早期,故治疗早期着重清肝解毒、祛瘀消瘤;药用半枝莲、白花蛇舌草、重楼、栀子、大黄、羚羊角、牛黄等;祛瘀消瘤用土鳖虫、桃仁、莪术、丹参、蜈蚣、全蝎等。

(2)肝盛脾虚型:症见肚腹肿物胀顶不适,消瘦倦怠,短气不眠,口干不喜饮,腹胀纳少,进食后胀甚,尿黄短,大便溏数,甚则出现肢肿、腹水、黄疸,舌苔白、舌质胖,脉弦细,辨证要点为腹胀消瘦,口干纳少,舌胖脉弦细,见于疾病中期,常选党参、生晒参、白术、茯苓、薏苡仁等。

(3)脾虚湿困型:主证为神疲乏力,纳呆消瘦,腹胀腹满,胁痛肢楚,足肿,舌淡胖,苔白腻,脉弦滑或濡。见于疾病中期;治则为益气健脾化湿,佐以疏肝活血、软坚化痰。方药:四君子汤加味。党参(或太子参)、白术、茯苓、白扁豆、红藤、菝葜、生龙牡各,八月札、大腹皮、炙鳖甲、地龙,姜半夏等。

(4)肝肾阴虚型:症见鼓胀肢肿,短气肉削,唇红口干、食少不眠,或身热烦躁,气息奄奄,舌光无苔,舌质红绛,脉细数无力,辨证要点为形神俱衰,舌绛无苔,脉虚无胃气。治疗着重滋养肝肾,育阴培本,常选女贞子、山萸肉、墨旱莲、生地黄、白芍、西洋参、麦冬等。

3. 肝癌手术后常用中成药有哪些?

(1)小金丸:主要成分麝香、木鳖子(去壳,去油)、制草乌、枫香脂、乳香(制)、没药(制)、五灵脂(醋炒)、当归(酒炒)、地龙、香墨,作用,散结消肿,化瘀止痛。实验表明,小金丸对金黄色葡萄球菌、大肠埃希菌、溶血性链球菌、奈瑟菌等均有抑菌作用。小金丸加减具有良好的改善血瘀状态和抑制肿瘤生长的作用,且有不良反应小的优点,并可以较迅速、持久地发挥药效。此外,小金丸还具有消炎、退肿、抗结核、镇静止痛及提高机体免疫力和抗病能力的作用,能促进肿块和瘢痕减轻或消退。打碎后口服,一次 1.2～3 g,一天 2 次。

(2) 复方斑蝥胶囊:复方斑蝥胶囊主要由斑蝥、刺五加、莪术、熊胆粉、人参、三棱、山茱萸、甘草、黄芪、半枝莲、女贞子组成;功效破血消瘀,攻毒蚀疮,用于原发性肝癌、肺癌、直肠癌、前列腺癌、膀胱癌、恶性淋巴瘤、妇科恶性肿瘤、甲状腺癌、骨癌、鼻咽癌等恶性肿瘤治疗。建议病人饭后半小时服药,忌辛辣、油腻、腌制、腥荤等刺激性食物。由于复方斑蝥胶囊含甘草成分,与甘遂药性相反,不宜与膨症丸同用! 而且,甘草还与大戟、海藻、芫花等药材药性相反,也不可同时服用。

(3) 安康欣胶囊:由黄芪、人参、丹参、灵芝、山豆根、鸡血藤、半支莲、淫羊藿、穿破石、党参、白术、石上柏等十八味中药组成。活血化瘀、软坚散结、清热解毒、扶正固本。用于肺癌、胃癌、肝癌等肿瘤的辅助治疗。口服,每天 3 次,每次 4～6 粒,饭后温开水送服,疗程 30 天。

4. 肝癌病人术后可以进补吗?

肝癌术后,病人体质如果极其虚弱,可通过进食补品来给予益气养血、理气散结之品,巩固疗效,以利康复。很多食物也能够大补,如山药粉、菠菜、丝瓜、海带、山楂、玫瑰花等,适当食用一些核桃、阿胶等滋补品有助于促进机体恢复。

5. 肝癌病人的其他中医疗法有哪些?

(1) 针灸治疗:针灸治疗是我国的一种传统止痛方法,用针刺或艾灸穴位而达到止痛的目的。针灸可以通过刺激穴位,入腠理,通经络,调脏腑,驱病邪,治其外而通其内。以风柜斗草为主药联合艾灸百会、中脘、肝俞等穴缓解症状;先针刺双侧足三里、内关、内庭,再艾灸中脘,缓解化疗期的呕吐、呃逆;针刺曲泉(双)、肝俞(双)、心俞(双)、大椎,拔针后于曲泉(双)、肝俞(双)、心俞(双)分别予丹参注射液穴位注射(隔天 1 次),同时艾灸关元治疗原发性肝癌疼痛,疗效显著,提示针刺、穴位注射、艾灸三法并用,共奏益气活血、通络止痛之功,可缓解肝癌疼痛,改善肝功能,避免了西药治疗的弊端。

（2）穴位注射：穴位注射是将液体药物注入人体一定腧穴内,从而发挥药物和腧穴双重治疗作用的外治疗法。通过双侧足三里穴位注射山莨菪碱,同时行耳穴膈、胃、肝、脾、神门、皮质下压豆治疗中晚期肝癌顽固性呃逆,有较好疗效。

（3）耳穴治疗：耳穴是耳廓上与人体各脏腑组织器官相互沟通,并能反映人体生理功能和病理变化的部位。中医学认为"耳为宗脉之聚,十二经通于耳",通过耳穴治疗,可以反馈性调节脏腑功能平衡达到防治疾病的目的。应用王不留行耳穴贴压联合心理护理防治肝癌介入术后不良反应,疗效显著,操作简单,值得临床进一步推广使用。或将王不留行籽粘在耳部相关穴位上,定时按压并用生姜捣碎贴敷于病人神厥穴(肚脐)防治肝癌介入化疗后恶心呕吐,疗效持久。耳穴贴敷操作简单,疗效好,无不良反应,是安全有效的治疗方法,对减轻病人的痛苦,增强病人治疗的信心,提高生存质量等均有积极作用。

（4）脐疗法：取芒硝约 250 g 放熟宣纸中折成大小适中的纸包,置于布袋中,以脐为中心置于腹部,治疗肝癌腹水疗效显著。或用姜末外敷神阙穴(脐部)可明显降低肝癌病人使用化疗药介入后恶心呕吐发生率。

6. 适合肝癌病人的药膳饮食有哪些?

（1）旱莲猪肝汤：主治：肝癌调治。配方：旱莲草 30 g,黄芪 15 g,当归 10 g,生姜 6 g,猪肝 60 g,食盐等调味品适量。用法：将猪肝切片备用,余药水煎取汁,以药汁烧沸后,纳入猪肝,熟后即可调味服食。

（2）斑蝥股蓝烧鸡蛋：主治：肝癌调治。配方：绞股蓝 100 g,斑蝥 1 只,鸡蛋 1 只。用法：斑蝥去头翅足,放在鸡蛋内,棉纸包

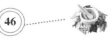

先煮绞股蓝,取水再煮斑蝥、鸡蛋,用文火烧熟,去斑蝥,吃鸡蛋。每天1只,连服3天,休息3天再服。

(3)败酱卤鸡蛋:主治:肝癌。配方:败酱草120 g,鸡蛋2个,鸡血藤50 g。用法:败酱草、鸡血藤加水煮成败酱卤,取卤水300 ml,煮鸡蛋至熟,去壳再煮片刻,食蛋饮汤。每天1剂,连服5~7天。

(4)紫草薏米粥:主治:肝癌。配方:紫草10 g,白芍15 g,薏米50 g,白糖适量。用法:前两者水煎取汁,与薏米同煮为粥,加入白糖调匀即可。每天1剂,早晚服用。

(5)田七藕汁炖鸡蛋:主治:肝癌。配方:田三七粉3 g,藕汁30 ml,鸡蛋1只。用法:将鸡蛋打开搅匀后加入藕汁及田三七粉,拌匀并加冰糖少许蒸熟后即可服食。

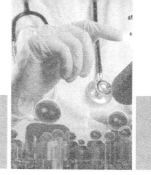

第四章
胆囊炎与胆囊结石

　　胆囊炎是常见病,发病率较高,根据其临床表现和临床过程,又可分为急性和慢性两种类型,常与胆石症合并存在。右上腹剧痛或绞痛,是典型症状,多见于结石或寄生虫嵌顿梗阻胆囊颈部所致的急性胆囊炎,疼痛常突然发作,十分剧烈。非梗阻性急性胆囊炎时,右上腹疼痛一般不剧烈,多为持续性胀痛,随着胆囊炎症的进展,疼痛亦可加重,疼痛呈放射性,最常见的放射部位是右肩部和右肩胛骨下角等处。

　　从大量的临床观察来看,半数以上的人患有不同程度的慢性胆囊炎症,仅有少部分人没有任何症状,大部分人有不同程度的消化系统症状,多为进食后饱腹感或进食大量油腻食物后腹胀明显,也有一些病人表现为长期大便糖稀,黏稠或臭味大,部分病人表现出尿色深黄及右侧腹或肩背部酸胀感等。临床上很少有单纯性急性胆囊炎,绝大部分急性胆囊炎都是慢性胆囊炎的急性发作;长期的慢性胆囊炎同时也易合并胆囊结石的发生,胆囊癌也同样离不开长期的慢性胆囊炎症刺激。目前已经证实90%以上的胆囊结石都合并胆囊炎,听上去好像是胆囊结石引发的胆囊炎,可是很多没有胆囊结石的病人却有很严重的胆囊炎。研究结果显示长期的胆囊炎症导致胆囊运动异常、胆囊壁细胞和炎症细胞脱落坏死物聚集或胆色素沉积等因素则是形成结石的原因,所以减低胆囊炎症反应自然是防止胆囊结石生成或结石增大生长的重要环节。

胆囊炎有急性和慢性之分,急性胆囊炎是外科常见的急腹症,如禁食及保守治疗 12～24 小时不能缓解,多需要手术治疗。过分的保守治疗不但不能解除痛苦,反而增加胆囊炎并发症如败血症、肝脓肿以及胆囊炎性穿孔的可能,这些都会威胁生命的。慢性胆囊炎常会急性发作,影响饮食、学习和工作,多需长期口服消炎利胆药物,且易反反复复,精神压力很大,担心合并结石或急性发作或长期下去会发生癌变。其实,胆囊结石病人中患胆囊癌的概率为 3％～15％,女性多于男性。癌变的发生率与结石大小有一定关系,结石直径在 10 mm 以内的癌变发生率为 1％,结石直径在 20 mm 的概率在 2％～4％,30 mm 以上者的概率可达 10％。

胆囊炎本身是小病,日积月累小病可能就变成了大病,和胆囊炎直接关联的良性疾病有慢性胆囊炎急性发作、胆囊结石、胆总管结石、肝内胆管结石、胆管炎、胆源性胰腺炎等;可关联的恶性疾病有原发性肝癌胆管细胞型、胆囊癌、胆管癌、胰头癌以及十二指肠癌等。腹腔镜胆囊切除术的主要适应证:①各种不同类型有明显临床症状的胆囊结石,如单纯慢性胆囊炎合并结石、慢性萎缩性胆囊炎合并结石、充满型胆囊结石、慢性胆囊炎合并结石嵌顿等;②胆囊息肉样病变,息肉大于 8mm;③无症状性单纯胆囊结石,下列病人应采取腹腔镜胆囊切除术治疗:a. 陶瓷胆囊,因其胆囊癌发生率高达 25％;b. 胆囊结石超过 3 cm,即使无明显症状亦应积极治疗,因结石大于 3 cm 的胆囊结石病人,其胆囊癌发生率明显高于结石小于 3 cm 者。

如果糖尿病病人合并胆囊结石,一旦出现临床症状,应尽早手术治疗,甚至目前有观点认为即使无症状也应手术。再如肝硬化门静脉高压症并发胆囊结石的发生率比正常人高出 4～5 倍,虽然肝硬化病人不是手术的禁忌证,但属于困难的腹腔镜胆囊切除术,因为门静脉高压症胆囊周围及胆囊三角区血管丰富,易出血,易发生粘连,作此手术应慎重。

很多人惧怕胆囊切除手术,认为胆囊是人体的器官,切掉后就没有胆汁分泌了,实际上胆囊只是储存胆汁的仓库,胆汁是肝脏产生的,经过胆管流到肠道帮助消化,胆囊里都是结石时,储存胆汁的功能不复存在,所以切除有病的胆囊不会影响消化功能。

腹腔镜胆囊切除术以一种特制导管插进腹腔,注入二氧化碳 $2\sim5$ L,达到一定压力后再在病人腹部做 $3\sim4$ 个 $0.5\sim1$ cm 的小洞,然后在腹腔镜连接的电视监视下,仔细操作,切除胆囊。手术需时 $0.5\sim1.0$ 小时,简单而安全。若胆囊因慢性炎症或其他原因而与周围的胃、十二指肠、大肠或大网膜粘连则需要较久的手术时间,或改为传统剖腹式胆囊切除术。手术后的并发症发生率不高,在 $0\sim3\%$,大都可以在医护人员细心照护下治愈。手术后若无特殊状况可于 3 天内出院。年纪大的病人或有神经性膀胱功能异常者,通常术后会有导尿管留置在膀胱及尿道,$1\sim3$ 天可以拔除。

在胆囊切除的病人中,$20\%\sim40\%$ 在术后原有症状继续存在,或 $2\sim3$ 个月后复发或出现新的症状,称为胆囊切除术后综合征,包括术后发生的腹痛、消化不良等腹部症状。引起这些症状的原因很多,其临床表现也不一样,包括许多胆道和非胆道疾病,其中很多疾病与胆囊切除术本身无关。这种"来源不明的疼痛"用内科治疗效果不佳。一半的病人腹痛或"消化不良"(上腹部或右上腹胀满感、腹鸣、恶心、呕吐、便秘、不耐受脂肪或腹泻等)于术后数周内出现,另一半病人于术后数月或数年内出现症状。这些症状为非特异性的,依潜在的病因不同而不同,但常包括右上腹或上腹部的疼痛,多见于餐后,呈锐痛。其他症状则可能有烧心、嗳气、呕吐及对多脂饮食不能耐受。少数病人可有严重的胆囊炎或胰腺炎,疼痛剧烈并可伴有发热、黄疸或呕吐。与症状轻微或无特殊症状者相比,对这类病人进行检查常易于揭示出明确的疾病。

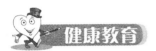

一、 饮食指导

1. 胆囊切除手术后如何在家饮食调理?

由于胆囊切除后代偿功能的调节需要一定的时间,此时人体的消化功能毕竟要相对减弱,因此,胆囊切除手术后,在家庭饮食调理上要注意以下 3 个问题:①术后 2 周内宜进食高碳水化合物、低脂肪的流质饮食,如浓米汤、藕粉、豆浆、软面片、莲子红枣粥等,以利人体的消化吸收;②恢复正常饮食后,宜保持低脂肪、低胆固醇、高蛋白质的膳食结构,忌食脑、肝、肾、鱼及油炸食物,更应忌食肥肉、忌饮酒、以免影响肝脏功能,或造成胆管结石;③注意心理卫生,要保持情绪稳定,乐观豁达,避免发怒、焦虑、忧郁等不良情绪的产生,以防止中枢神经和自主神经的调节功能发生紊乱,影响肝脏代偿功能的恢复。

2. 胆囊切除手术后病人还能吃肉吗?

手术后,由于胃肠受到刺激,蠕动减少,肝脏功能受到抑制,胆汁分泌量降低,会影响整个消化系统的功能。术后 1～2 天,应严格禁食,宜用静脉滴注补充各种营养;术后第 3 天起可视情况给予流质饮食,如米汤、豆浆、藕粉、果汁等,随后再逐渐改为脱脂牛奶加甜面包、大米稀粥、豆腐羹、枣泥米糊以及面食类等;在术后 1 个月内,应减少脂肪类食物的摄入,禁食高脂肪类和煎炸食品。那种认为"病灶除去后就可以改变过去的低脂肪饮食了",这个观点是错误的。胆囊切除后,将失去调节胆汁排入肠道的功能,对脂肪的消化能力相应减弱。尤其是在短时间内要消化较多量的脂肪类食物,那是力所不及的,会造成腹胀、腹泻及消化不良等。减少脂肪类摄入,主要指不吃或尽量少吃肥肉、动物内脏、蛋黄及油炸食品,也不宜吃各类高脂肪、高热量的"快餐食品"。烹调尽量少用动物油,可适量增加植物油。菜肴应以清蒸、炖煮、凉拌为主,少吃炒菜,特别要忌食辛辣刺激性食物,不饮酒,这样就能减少对胆道的不良刺激。

胆囊切除 1 个月以后,饮食也应追求清淡,加强必要的营养补充,将有助于病人早日康复。在经过数周的适应代偿后,连接肝脏与小肠的胆总管逐渐伸展扩大部分,替代了贮存胆汁的功能。如果消化功能无异常,即可食用普通饮食。可适当增加蛋白质摄入,吃一些含蛋白质质量较高的食物。每天应吃些瘦肉、水产品、豆类食品,如能饮一杯牛奶更好。如不习惯食奶类或鱼肉者,可多吃大豆制品及菌菇类,以弥补动物蛋白的不足。胆囊切除后原则上不宜摄入过高的脂肪与胆固醇,但也不必过分限制脂肪,因为肠道中一定量的脂肪是刺激胆汁分泌及扩展胆总管容积和保持胆道流畅所必需的。此外,多吃高纤维素与富含维生素的食物,对病人术后的恢复也十分有益。注意每餐不宜多吃,特别是术后 3～6 个月内,每天以 4 餐为好,少吃多餐可减轻消化系统的负担,有利于手术后恢复健康。最好能每天吃点醋,因为醋会增强胃的消化能力,还可调节肠道内的酸碱度,以利于胆汁发挥作用,促进对脂肪类食物的消化。常饮茶、多吃鲜果和蔬菜也有助于食物的消化和吸收。

3. 胆囊炎病人急性发作时为什么要禁食?

胆囊炎急性发作时,常伴随有强烈的疼痛,病人应当卧床休息,有助于缓解疼痛。此时禁食可以减少胆汁分泌,从而减轻对胆囊刺激,促进炎症缓解,一般禁食 2～3 天。

4. 为什么胆囊炎病人不能吃油炸类或坚果类食物?

这些刺激性食物会使胆囊收缩,使胆道内的括约肌始终处于收缩状态,影响胆汁流出,从而更容易诱发胆囊炎的发作。

5. 在胆囊炎病症逐渐好转,饮食上要注意什么?

可以食用少量脂肪或蛋白质食物,包括瘦肉、鱼类、禽蛋、奶制品,以及水果、蔬菜等。饮食宜清淡为主,多饮水,每日以 1 500 ml 为宜,以稀释胆汁,每 2～3 小时进食一次,以刺激胆汁分泌,吃易消化的蛋白质,不吃动物内脏如脑、肾及蛋黄、油炸、辛辣食物。选择去脂的乳制品、鸡肉、鱼肉、虾肉、瘦肉(猪、牛、羊)、蛋清、豆制品,这些食物营养丰富、促进肝细胞的修复、减少肝脏负担,食物温度要适当,烹饪方法应选择煮、烧、卤、蒸、烩、炖、焖等。

6. 合并胆囊结石胆囊炎病人适宜进食哪些食物,忌食哪些食物?

(1)病人适宜进食的食物:多吃粗纤维、维生素 A 含量高的食物。粗纤维的食物可以刺激肠蠕动、刺激胆汁流入肠腔,防止胆汁淤积;维生素 A 含量丰富的食物,既能防止胆囊上皮细胞脱落形成结石,又能帮助消化吸收脂肪。建议病人经常食用玉米、乳制品、鱼类、西红柿、胡萝卜等。还有许多食物有溶石作用,如青菜、菠菜、笋、洋葱、番茄、四季豆、玉米、青椒、南瓜、红皮萝卜、莲藕、黑木耳、核桃、生姜等。

(2)病人忌食的食物:不要一次进食高脂肪、高胆固醇类食物,如肥肉、动物脂肪、蟹黄、蟹膏;大多数软体动物如墨鱼、螺蛳、蚌肉等,容易诱发胆绞痛。

7. 胆囊炎病人不能吃哪些常见食物?

(1)鸡蛋性平,味甘,虽有滋阴润燥,养血补益作用,但胆囊疾病之人应当忌食。现代医学认为,鸡蛋(尤其是鸡蛋黄)含胆固醇量极高,而胆结石形成的因素之一包括胆固醇代谢失调,故应忌食含高胆固醇食品。除鸡蛋外,其他禽蛋,包括鸭蛋、鹅蛋、鹌鹑蛋等皆不宜多食。

(2)肥猪肉:性平,味甘咸,能滋阴补虚,但胆囊炎、胆石症之人忌食之。中医认为,胆囊疾患多源于湿热壅结肝胆。《本草备要》中说："猪肉，多食则助热生痰，助风作湿。"尤其是肥猪肉，更是油腻缠黏，肥浓厚味，胆囊疾病者更应忌食。现代研究认为，肥猪肉属高脂肪食品，而胆囊炎、胆结石病人忌口的关键，就是要控制脂肪食物，否则过量脂肪食物会引起胆囊收缩而产生疼痛。

（3）胡椒：性热，味辛。明代李时珍曾说："胡椒，大辛热、纯阳之物，辛走气，热助火，此物气味俱厚。"胆囊炎、胆结石多属中医的实证热证，故辛热助火之物皆当忌食，包括辣椒、花椒、桂皮等，概不宜服。现代医学认为，胡椒之类辛辣燥热刺激性食物，最易引起胆囊强烈收缩而诱发胆绞痛。

（4）羊肉：温补性食物。汉代名医张仲景曾说："有宿热者不可食之。"《医学入门》中也认为"素有痰火之人"不宜服食。胆囊炎胆结石之人多为胆经湿热偏盛，羊肉温补，故不宜食。

（5）鸡肉：性温，味甘，为肥腻壅滞之物，患有胆囊炎、胆石症的人忌食之，以免刺激胆囊，引起胆绞痛发作。

8. 不吃早餐真的易患胆囊炎吗？

人在早晨空腹时，体内胆汁中胆固醇的饱和度较高，吃早餐有利于胆囊中胆汁的排出；反之，容易使胆汁中的胆固醇析出而产生结石。英国学者对患胆结石妇女的调查，发现患胆结石者与长期不食早餐有关。

二、运动指导

1. 胆囊炎病人可以运动吗？

胆囊炎病人经常去户外运动，会促进内脏的血液循环，这对消化器官的按摩有着很好的作用，可以刺激胆汁排泄，从而改善病人的消化功能的，人的新陈代谢速度也会变快，人的免疫力增强了，人就不容易生病了。加速病理产物的消散，为其炎症消除和功能早日恢复创造良好条件，故运动疗法对胆囊炎、胆结石有积极防治意义。

2. 胆囊炎结石病人通过运动可以排石,这是真的吗?

医生从临床上发现,春、秋、冬这 3 个季节胆囊炎病人经常进行大量的运动,排掉体内石头的概率是非常大的,夏季由于容易出汗,很多人都不愿意出去运动,这样排石率相对就比较低。这充分说明,适量的运动有助于胆囊结石的排出。

3. 适当运动可以预防胆囊炎吗?

适当的运动有助于减少血液中的甘油三酯,因为甘油三酯与胆结石形成有着密切的联系,这样人们就不容易患胆囊炎了。经常慢跑、散步或打网球等体育锻炼,确能有效降低胆囊疾病的发生率。

4. 胆囊手术后为什么要早期下床活动?

术后通过体位改变能促进病人胃肠道蠕动,缓解腹胀,促进血液循环,帮助胃肠功能早日恢复,预防肠粘连发生。

5. 术后还能参加体育活动吗?

胆道手术后不影响体育锻炼,一般在接受微创手术后 6～8 小时就可以下床活动,1 周就可以进行轻度的体育锻炼,1 个月后就可以进行正常的体育锻炼。

三、护理及常见问题指导

1. 胆囊炎病人出院后要注意些什么?

(1)一般术后 2～3 天出院,暂不参加重体力劳动,适当锻炼,预防感冒,增强体质。

(2)短期内注意饮食,勿暴饮暴食、忌烟酒等刺激性食物;忌进高脂、油腻食物,如感上腹部饱胀、消化不良者,服消炎利胆片、多酶片等。如有不适及时复诊就医。

2. 胆囊切除后对身体影响大吗?

总的来说,影响不大。一般来说,切除胆囊后可能出现的情况主要有：短时间内机体代偿不足,胆汁未经浓缩排入肠道,导致术后部分病人排便次数增多,随着胆总管代偿和肠道重吸收增加,上述症状会有所缓解,饱餐后上腹部饱胀感,消化不良,术后宜清淡饮食,根据自身情况循序渐进开放饮食。半年至一年会有所改善。

3. 胆囊炎病人在日常饮食中要避免哪些不良习惯?

进食高胆固醇及高脂肪食物太多：容易引起胆固醇及胆红素的增加;饮食不卫生：虫卵等死亡后引起异物梗阻,是胆囊炎发作的诱因;减肥、不吃早餐：空腹造成胆汁分泌减少,胆固醇含量不变,使胆固醇呈饱和状态;爱吃甜食：食糖过多,促进胰岛素分泌,造成胆固醇、胆汁酸、卵磷脂三者比例失调。

4. 胆囊切除后为什么会腹泻?

胆囊切除术后腹泻在术后半年内较多见,原因是胆囊切除后,未经浓缩的胆汁可以刺激肠蠕动,脂肪消化吸收不完全,以及手术造成肠功能紊乱等。出现这种情况时,应减少食物中的脂肪含量,不吃油煎(炸)食物;同时减少含纤维素多的食物,如韭菜、芹菜、麦片等;必要时还应去医院检查或治疗。数月后,由于部分胆管代偿了胆囊贮存、浓缩胆汁的功能,腹泻会自行消失。

5. 胆囊切除了为什么还会有腹痛?

胆囊切除以后症状大多数会消失,但也有一部分病人仍然有腹痛症状,这是因为引起上腹部疼痛的原因除胆囊结石外,还有慢性胃炎、胆汁反流、慢性胰腺炎、结肠肝曲综合征等。这些病理状态可以与胆囊结石并存,所以胆囊切除后,原来的症状可以继续存在。如果遇到这种情况,就需要做进一步的检查,不要一味只想到胆囊手术问题,以免贻误诊断。

6. 胆囊切除术为什么有的需要放置引流管,有的不放呢?

单纯胆囊切除一般不需要接引流管,如果炎症重、渗出多、出血较多且止血不确切情况下,或疑似胆汁瘘者需预防性使用引流管。其作用：①观察引流物量及性质;②如出血、可以观察出血量,根据出血量决定是否再次手术止血;③引流充分、对于控制感染意义重大;④如为胆汁瘘,可以起引流观察作用。

7. 胆总管切开取石术后何时拔 T 管?

引流管通常搁置 2 周,病人体温正常,胆汁引流逐渐减少食欲增加,大便颜色正常,黄疸消退,生化检查正常,可考虑拔管,拔管前可在饭前、饭后试夹管 1 小时,若无异常,全天夹管 1～2 天,无不适,可拔管。

8. 腹腔镜胆囊切除术会影响体力劳动吗?

以往的剖腹胆囊切除术,由于其创伤大(切断肌肉、神经等),确实会对体力劳动有所影响,但现在腹腔镜切除术已是常规,由于其创伤小(不切断肌肉、神经等),因此对体力劳动的影响会比以往更小。

9. 切除胆囊后会变得没胆量吗?

民间传闻,胆常与胆量、勇气、意志、男子汉气概相关,胆囊是至关重要的,切除胆囊会变成"无胆鼠辈"。其实,这种观点不正确。胆囊只是人体消化系统的器官之一,位于右上腹,肝脏的下缘,附着在肝脏的胆囊窝里,借助胆囊管与胆总管相通。它的主要生理功能是浓缩、储集胆汁,而胆汁起着促进脂肪消化吸收的作用。所以,切除胆囊并不会影响一个人的性格、胆量,不会减弱一个人的勇气、意志、男子汉气概。

10. 切除胆囊后是否易患胃炎?

理论上讲,切除胆囊后可能会发生胆汁反流性胃炎,实际上,并不是所有人都会出现这个问题。胆囊切除术后,在空腹时胆汁也会持续进入肠道。此时没有食物和足够胃酸中和,胃十二指肠蠕动弱。胆汁会在十二指肠蓄积,达到一定压力后就逆流入胃,这样的确可能引起胆汁反流性胃炎。胆汁反流性胃炎的表现包括胃胀、胃痛、反复嗳气、嘴巴苦、胃烧,还可能有胸口痛,而且餐后更严重,服用保护胃黏膜的碱性药物,不但不能缓解症状,反而会加重。事实上,仅仅有约三分之一的人切掉胆囊后,会出现"胆汁反流性胃炎"。只要胆囊切除后饮食清淡、规律、少食多餐、适当运动、控制体重,就可以大大减少胆囊切除后胆汁反流性胃炎的发生。

11. 胆囊结石行胆囊切除后结石会复发吗?

胆囊结石行胆囊切除后不会再复发,因为胆囊切除后胆囊结石失去了发生的土壤。所谓的"胆囊切除术后结石复发"主要是指如下情况:①胆囊切除不完全,残余胆囊内含有结石或再发结石,多为前者。②胆总管内结石残余或再发,胆囊结石可以通过胆囊管进入胆总管。如仅行胆囊切除势必残留胆总管内结石,因此胆囊结石病人在行胆囊切除前,医生应对其进行详细的评估以排除胆总管结石的可能。

12. 胆囊微创手术出院后还要吃药或者输液吗?

微创手术后恢复快,手术后炎症吸收快,手术切口愈合快,在住院时静脉输抗生素 1～2 天后就可以痊愈,回家后不再需要服用抗生素。少数病人可能会出现排便习惯改变,此时可以口服中药调理胃肠道治疗,一般 1 个月后就可以恢复正常。

13. 微创胆囊切除术后影响怀孕吗?

不影响。如果您有胆囊结石反而影响您的怀孕,因为胆囊炎症随时都有可能发作,胆囊炎症发作时,轻者需要口服抗生素或静脉输液,重者可能需要手术治疗,会影响胎儿发育。在接受微创胆囊切除术后,就不会存在上述风险,一般在接受微创胆囊切除术后 3 个月就可以正常怀孕。

14. 微创胆囊切除术后是否需要定期复查?

绝大多数病人接受手术以后不再需要进行复查。个别病人可能在接受微创胆囊切除术后,由于自身原因或自身饮食原因出现胆总管结石(出现疼痛不适、发热寒战、皮肤及眼睛黄染等),此时需要进行复查。胆总管结石的治疗在大的医疗中心可以通过十二

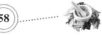

指肠内镜进行内镜下取石治疗,不需要再次经腹手术。

15. 微创手术后引起粘连性肠梗阻的机会大吗?

传统开腹手术由于创伤大,手术后病人腹腔内均会引起一定程度的粘连,有约 20% 的病人会出现由于腹腔内粘连引起的肠道梗阻症状。微创手术由于创伤小,手术后基本不出现腹腔内粘连,很少出现粘连性肠梗阻。

16. 术后什么时候可以开始洗澡?

微创手术创伤小,手术切口小,多采用皮内缝合,术后不需要拆线,手术 1~2 天切口就可以愈合,在术后 1 周手术切口就可以完全愈合,所以一般在手术后 7~8 天就可以洗澡。此时伤口已完全愈合,不用担心出现切口或戳孔感染。

17. 术后胆管内再次发现结石怎么办?

绝大多数病人在行胆囊切除术后不会出现胆管结石,有不足 1% 的病人会在切除胆囊一定时间后出现胆管结石。此时病人会出现腹痛、发热寒战、皮肤及眼睛黄染等,则应当及时复查。如果发现为胆总管结石,可以通过十二指肠镜进行取石治疗,不需要再次手术治疗。

18. 如何观察伤口是否痊愈?

微创手术创伤小,局部感染的可能性非常小。少数病人在手术后如果出现切口局部红肿、疼痛不适,可能为切口感染。此时应及时向主管医生反映,以便及时得到处理。如果没有上述症状,多数病人在手术后 1 周切口就会完全愈合。

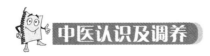

中医认识及调养

1. 中医如何认识胆囊炎的?

胆囊炎是最常见的一种胆囊疾病,中医学称之胆胀病。胆胀是指胆腑气郁,胆失通降所引起的以右胁胀痛为主要临床表现的一种胆病,为临床常见证候之一。临床表现多样,以右胁胀痛、口苦、善太息、多伴有胃脘胀痛、嗳气等为主。早在2 000多年前的《黄帝内经》中的《灵枢·胀论》中就有记载:"胆胀者,胁下痛胀,口中苦,善太息"。本病病机主要是气滞、湿热、胆石、瘀血等导致胆腑气郁,胆失通降。辨证上以辨虚实和缓急为要点。胆胀的治疗原则为疏肝利胆、和降通腑。还应当根据病人情绪障碍、心理因素、体质的强弱、病机的虚实、阴阳的区别以及临床表现的不同,辨证施治。

2. 不同体质胆囊炎病人怎样进行中医调养?

(1)肝胆气郁:临床表现以右胁胀满疼痛,连及右肩,遇怒加重,胸闷善太息,嗳气频作,吞酸嗳腐。治法:疏肝利胆,理气通降,药用柴胡、白芍、川芎、枳壳、香附、陈皮、青皮、郁金、木香等。若大便干结,加大黄、槟榔;腹部胀满,加川朴、草蔻;口苦心烦,加黄芩、栀子;嗳气,呕吐,加代赭石、炒莱菔子;伴胆石。加鸡内金、金钱草、海金沙。

(2)气滞血瘀:表现为右胁刺痛较剧,痛有定处,拒按,面色晦暗,口干口苦。治法:利胆通络,活血化瘀。药用柴胡、枳实、白芍、五灵脂、蒲黄、郁金、延胡索、川楝子、大黄等。口苦心烦者,加龙胆草、黄芩;脘腹胀甚者,加枳壳、木香;恶心呕吐者,加半夏、竹茹。

(3)胆腑郁热:表现为右胁灼热疼痛,口苦咽干,面红目赤,大便秘结,小便短赤,心烦失眠易怒。治法:清泻肝胆之火,解郁止痛。药用中栀子、黄连、柴胡、白芍、蒲公英、金钱草、瓜蒌、郁金、延胡索、川楝子。心烦失眠者,加丹参、炒枣仁;黄疸者,加茵陈、枳壳;口渴喜饮者,加天花粉、麦冬;恶心呕吐者,加半夏、竹茹。方中金钱草用量宜大,可用30~60 g。

(4)肝胆湿热:表现为右胁胀满疼痛,胸闷纳呆,恶心呕吐,大便黏滞,或见黄疸。治法:清热利湿,疏肝利胆。药用:茵陈、栀

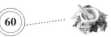

子、大黄、柴胡、黄芩、半夏、郁金。胆石者,加鸡内金、金钱草、海金沙、穿山甲利胆排石;小便黄赤者,加滑石、车前子、白通草;苔白腻而湿重者,加茯苓、白蔻仁、砂仁;若痛势较剧,或持续性疼痛阵发性加剧,往来寒热者,加黄连、金银花、蒲公英,重用大黄。

(5)阴虚郁热:表现为右胁隐隐作痛,或略有灼热感,口燥咽干,急躁易怒,胸中烦热,头晕目眩,午后低热。治法:滋阴清热,疏肝利胆。药选:生地黄、北沙参、麦冬、当归身、枸杞子,川楝子。心烦失眠者,加柏子仁、夜交藤、枣仁;兼灼痛者,加白芍、甘草;急躁易怒者,加栀子、青皮、珍珠母。

3. 为什么脾气不好易怒的人容易得胆囊炎?

中医认为,情绪的过度压抑和过度亢奋均属神志不畅,这两种极端的性格都可导致胆囊炎或者胆石症。总体看来,这是一种心身疾病,情绪不好后心理问题就会直接影响到生理。中医理论认为,肝和胆是互为表里的,胆的功能要通过肝脏的功能来体现,如果情绪不好,就会影响到肝脏的疏泄功能,同样就会影响到胆汁的排泄和分泌功能。胆汁是帮助消化的,胆汁正常的时候应该从胆囊排出来,排到肠子里帮助消化,尤其是消化脂肪类物质。中医认为,情志不调、肝气郁结、胆汁瘀滞是形成结石的主要原因。因此,调节情志、保持心情舒畅、避免烦躁和焦虑显得十分重要。

4. 胆囊炎常用中成药有哪些?

胆囊炎急性发作期应考虑选择西医手术或保守治疗,同时配合中药疏肝利胆,泄热通腑,缓解期或慢性胆囊炎则选择中医治疗效果较好,胆囊炎较常用的中成药有逍遥丸、胆宁片、消炎利胆片等。

(1)逍遥丸来自于逍遥散,诞生于中国第一部方剂专著《太平惠民和剂局方》。它由柴胡、当归、茯苓、芍药、白术、甘草等药物组成。其中,柴胡疏肝解郁,当归养血和血,芍药养血柔肝,白术、茯苓健脾利湿,薄荷、煨姜辅佐柴胡调达肝气,甘草调和众药,诸药合用可以起到疏肝解郁、健脾养血的作用。对于有肋部疼痛,胃胀,总是爱叹气,情绪不好病情就会加重的慢性胆囊炎病人效果较好,用法:每次 9 g,每天 3 次口服。

(2)胆宁片相信很多人都知道,而且也是我们生活中比较常见的一种药。主要成分就是大黄、青皮、虎杖、陈皮、郁金、山楂、白茅根。能疏肝利胆,还能够帮助清热通下,用于肝郁气滞、湿热未清所致的右上腹隐隐作痛、食入作胀、胃纳不香、嗳气、便秘的胆囊炎病人。每天服用 3 次,每次 3~5 片。

(3)消炎利胆片方中溪黄草清热利湿,凉血散瘀利胆,为君药,穿心莲味苦性寒,清热解毒,燥湿泻火,为臣药,苦木苦寒,清热祛湿解毒。三药合用,通过增加胆汁的分泌来达到清热、祛湿、利胆的目的,消炎利胆片的适应证和胆宁片相似,但是对于有便秘的病人还是建议选用胆宁片。

5. 通过按压哪些穴位可以辅助治疗胆囊炎?

按摩取穴:胆囊穴、三阴交、肝俞、胆俞、至阳。每次选用 2~3 个穴位进行按压,每个穴位按压 60 次。每天 2 次,并配合敲打胆经,以局部略微发热为宜。

6. 针灸治疗胆囊炎的方法有哪些?

(1)体针:取胆囊穴、阳陵泉、胆俞、太冲、内关、中脘、足三里。每次 2~3 穴,用毫针行中强刺激,每穴运针 3~5 分钟,留针 10~20 分钟,隔 5 分钟行针 1 次。每天针刺 1 次。用电针亦可。

(2)头针:取头部胃区(以瞳孔直上的发际处为起点,向上作平行于正中线长 2 cm 直线)。用毫针中度刺激,每次运针 5 分钟,留针 20~30 分钟,隔 5 分钟行针 1 次,快速捻转,每天针刺 1 次。

(3)耳针:取肝、交感、神门等穴。每次 2~3 穴。强刺激,留针 20~30 分钟。每天 1~2 次。

(4)点挑:取肝俞、脾俞、三焦俞、足三里、胆俞等穴。采用挑筋法或挑提法,每次取 3~4 穴。1~3 天挑 1 次,5~10 天为 1 疗程。临床上可根据病情辨证取穴。

7. 如何制作胆膏贴,它由哪些药调和组成?

药物组成(大黄、金钱草各 60 g,栀子、黄芩、茵陈、郁金各 40 g,青皮、枳实、乌梅各 30 g、鲜牛胆 1 个、食醋适量)。制法:将上九味药研成细粉,加入牛胆汁及食醋,调成稠膏,装瓶备用。取穴:以肝胆经穴位为主,取丘墟、阳陵泉、太冲、期门、肝俞、胆俞等穴。用法:分别取利胆膏约 2 g 敷于穴位上,外用胶布固定。每天 1 次,两侧穴位交替使用,14 次为 1 疗程。

8. 对于胆囊疾病病人,常用饮食药膳有哪些?

(1)饮食停滞型:病人症见胁肋疼痛、胃脘胀满,或恶心欲呕、大便不爽、苔厚腻、脉滑。当以理气消食、和胃导滞为治。可选用下列饮食治疗方:①山楂山药饼:山楂、山药、白糖各适量,将山楂去核,同山药共蒸熟,冷后加白糖搅匀,压为薄饼服食,1 天 1 剂;②干姜胡椒砂仁肚:干姜、胡椒、砂仁各 6 g,肉桂、陈皮各 3 g,猪肚 1 个,调料适量。将猪肚洗净,诸药布包,加水同煮至猪肚烂熟后,去渣取汁饮服,猪肚取出切片,调味服食。2 天 1 剂。

(2)肝气犯胃型:病人症见胁肋疼痛、胃脘胀满,攻撑作痛,嗳气频繁,大便不畅,每因情志因素而疼痛发作,舌苔薄白,脉弦。当以疏肝理气为治,可选用下列饮食治疗方:①陈皮槟榔:陈皮 20 g,槟榔 200 g,丁香、豆蔻、砂仁各 10 g,将诸药洗净,放入锅中,加清水适量,武火煮沸后,转文火慢煮,煮至药液干后,停火候冷,待药液冷后,将槟榔取出,用刀剁为黄豆大小的碎块备用,每次饭后含服少许;②丹参田鸡汤:丹参 30 g,大枣 10 g,田鸡 250 g,将丹参布包,大枣去核,田鸡去皮洗净,加水同炖至田鸡熟后,去药包,加入食盐、味精等调服。每天 1 剂。

(3)肝胃郁热型:病人症见胁肋疼痛、胃脘胀满灼痛,烦躁易怒、泛酸嘈杂、口干口苦、舌质红苔黄、脉弦或数。当以疏肝泄热,行气止痛为治,可选用下列饮食治疗方。①牛蒡炒肉丝:牛蒡子

10 g,猪瘦肉150 g,胡萝卜丝100 g,调味品适量。将牛蒡子水煎取汁备用。猪肉洗净切丝,用牛蒡子煎液加淀粉等调味。锅中放素油烧热后,下肉丝爆炒,而后下胡萝卜丝及调味品等,炒熟即成,每天1剂。②金币竹叶粥:金币草30 g,竹叶10 g,大米50 g,白糖适量。将金币草、竹叶择净,放入锅中,加清水适量,浸泡5～10分钟后。水煎取汁,加大米煮粥,待熟时,调入白糖,再煮两沸即成。每天1剂。

　　(4)瘀血停滞型:病人症见胁肋疼痛、痛有定处而拒按、胃脘胀满疼痛、舌质紫暗、脉涩。当以活血化瘀,理气止痛为治,可选用下列饮食治疗方:①山楂三七粥:山楂10 g,三七3 g,大米50 g,蜂蜜适量。将三七研为细末,先取山楂、大米煮粥,待沸时调入三七、蜂蜜,煮至粥熟服食,每天1剂,早餐服食。②无花果木耳红枣煲瘦肉:猪瘦肉250 g,无花果60 g,红枣5枚,黑木耳15 g,调料适量。将猪肉洗净、切片;大枣去核;黑木耳发开洗净,与无花果等同放锅中,加清水适量煮沸后,调入葱、姜、椒、盐等。待熟后,味精调服,每天1剂。③桃仁墨鱼:桃仁6 g,当归10 g,墨鱼1条,调味品适量。将墨鱼去头、骨,洗净,切丝,桃仁、当归装入布包,加水同煮沸后去浮沫。文火煮至墨鱼熟透,去药包,调味服食。

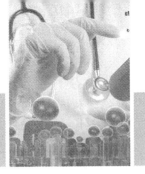

第五章
急性阑尾炎

　　急性阑尾炎是外科常见病,居各种急腹症的首位。1886 年
Fitz 首先命名,1889 年 McBurney 提出外科手术治疗急性阑尾炎
的观点。一个世纪以来,由于外科技术、麻醉、抗菌药物治疗和护
理的改进,已可治愈本病,死亡率已降至 0.1％左右。但是,急性
阑尾炎的病情变化多端,在诊断和治疗等方面仍会有一定的误诊
和误治率,要认真对待。

　　急性阑尾炎典型临床表现为转移性的右下腹痛,伴恶心、呕
吐,多数病人白细胞和嗜中性粒细胞计数增高。右下腹阑尾区(麦
氏点)固定压痛,是该病重要体征。急性阑尾炎一般分 4 种类型:
急性单纯性阑尾炎、急性化脓性阑尾炎、坏疽及穿孔性阑尾炎和阑
尾周围脓肿。急性阑尾炎治疗分非手术治疗和手术治疗,非手术
治疗主要适应于单纯性阑尾炎、阑尾脓肿、妊娠早期和后期阑尾炎
及高龄合并主要脏器病变的阑尾炎,包括卧床休息,控制饮食,适
当补液和对症处理,抗菌治疗。急性阑尾炎诊断明确后,原则上应
早期外科手术治疗,既安全又可防止并发症的发生。早期手术系
指阑尾还处于管腔阻塞或仅有充血水肿时手术切除,此时操作简
易。如果化脓或坏疽后再手术,操作困难且术后并发症显著增加。

　　阑尾炎手术是常见的外科手术,包括开腹手术和腹腔镜微创手术,虽算不上大的手术,但是和很多大的手术一样,手术后还是有很多的注意事项,包括饮食、运动和必要的复查等。

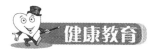

一、饮食指导

1. 阑尾炎手术后可以正常吃饭吗?

病人在手术之后的 24 小时内,应以流质食物为主,直到肛门开始排气预示肠胃功能恢复后,可供给半流质食物,术后 10 天左右可以恢复正常饮食。一般来说,胃肠道经过几天的适应以后,肠道功能逐渐恢复可转为半流食,如面条、水饺、鸡蛋糕、馄饨、面条、新鲜蔬菜和水果等,此时应注意补充身体所需营养。病人的饮食应尽量清淡富于营养,并且要温服。

一般的阑尾切除手术,在回到病房 6 小时以后就可以开始饮用流质,但量不要太多。第二天可以进半流质饮食,如面条、馄饨、稀饭等,以后根据肠道功能的恢复情况逐渐转为吃少渣的软食以至普食。出院后饮食无特别限制,但应注意饮食卫生。

对于在手术中发现有较重的腹膜炎(如阑尾已穿孔、腹腔内已形成脓肿)的病人,进食时间要等到肛门已有排气以后。由于以后有可能产生粘连性肠梗阻,在出院后半年到一年,少吃或不吃易引起腹胀的食物,如黄豆及豆类制品、红薯糯米制品等。

2. 做完阑尾炎手术,病人的身体很虚弱,要大补吗?

阑尾手术虽然是一个常见手术,但它对人体也会存在一定的损伤,引起人体内环境的部分紊乱,尤其是开腹手术。适当食补是可行而必要的,但油腻食物是病人手术之后一定要避食的,油腻食物容易在胃肠道内滋生细菌、诱发细菌感染,这些食物如肥肉、火腿、羊肉、排骨等。可以多吃鸡、鱼等蛋白质含量高的食物,建议要多喝汤,少吃肉,每天喝鱼汤和鸡汤对伤口的愈合很有好处,但是最好把皮去掉吃,效果会更好。

3. 阑尾手术后可以喝牛奶吗?

急性阑尾炎病人在手术之后,一定不能吃令胃部发生胀气的食物,如牛奶、豆浆等,以免影响营养吸收,延迟伤口愈合。

4. 阑尾手术后吃什么可以保持大便通畅?

术后可以多食富含纤维的食物,含粗纤维的食物能增进胃肠的活动,保持大便通畅的作用。饮食中要配一定量的蔬菜,尤其是以绿叶蔬菜为主,如芹菜、萝卜等。对于香蕉、苹果等易于消化的水果可以食用,含有天然抗生素,可抑制细菌繁殖,增加肠道里的乳酸杆菌,促进肠道蠕动,有助于通便排毒。

5. 阑尾术后吃什么可以促进伤口的愈合?

多食含维生素 C 的食物,有促进切口愈合的好处。水果如柠檬、橙子、橘子、猕猴桃、草莓等;蔬菜如绝大多数绿叶菜、甘蓝、青椒等。

6. 术后两周饮食要注意什么?

手术两周后,尽管恢复得很好,也已经拆线,但是这段时间机体抵抗力还是很弱的,感染发生的危险依然存在,最好禁忌食发物,如羊肉、海鲜、狗肉、羊肉、笋、牛肉、鸡肉、鲤鱼。

二、 运动指导

1. 阑尾术后为什么越早下床活动越好?

应鼓励病人早期下床活动,以促进肠蠕动恢复,防止肠粘连发生,同时能加速血液循环,促进伤口的愈合。轻症病人手术当天即可下地活动,重症病人应在床上活动,待病情稳定后,及早下地活动。

2. 阑尾手术后多久可以进行正常运动？

注意休息，避免劳累，2周内避免重体力劳动。术后一般只要伤口没有化脓，手术之后半个月就能恢复正常的运动，如慢走、打太极拳、做操等。但是，不能剧烈运动，如打篮球，骑自行车等，一般需要3～6个月的时间可恢复正常。

3. 饭后剧烈运动真的会得阑尾炎吗？

从医学的角度来看，这种说法缺乏充分的科学根据。人怎么会得急性阑尾炎呢？其原因是阑尾腔梗阻及细菌感染。进食后，食物由口腔经食管到胃里，进行消化，需要经过3～4小时才能排空，接着再从十二指肠、小肠到大肠，还要经过3～4小时才能到达阑尾附近，由此可以得出如下结论：饭后运动，食物会掉进阑尾里引起阑尾炎，是没有道理的。

三、护理及常见问题指导

1. 阑尾病人手术后咳嗽怎么办？

腹部手术后病人咳嗽是一件痛苦的事。可以用些止咳、祛痰药物，如复方甘草片3片，每天3次口服，或用喷托维林（咳必清）50 mg，每天3次口服，病人有痰是必须咳出。为了减轻病人的痛苦，可以协助病人，即在咳嗽时用双手放在切口两侧向中间用力，以减轻病人咳嗽时的疼痛。

2. 阑尾手术后要慎用哪些药？

特别是一些解热镇痛药，对胃肠刺激较大，严重时还会引起消化道出血甚至穿孔，最好不用或少用。

3. 阑尾手术后两周伤口还疼痛是正常现象吗？

术后疼痛是正常现象，虽然拆了线，但毕竟是新鲜切口，愈合最旺盛的时候是术后两周，所以平时还是要小心，避免伤口裂开。饮食没有什么特别注意的，只要日常正常饮食，伤口愈合必需的营

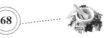

养都能跟上,不必额外补充。当然,切口痛也不能排除切口感染的可能,化脓性阑尾炎术后切口感染率是 20% 左右,如果发现持续低热、疼痛加重或者局部隆起的话及时到医院求诊。

4. 阑尾手术后多久可以洗澡?

开放阑尾切除术后一般 7 天左右拆线,但拆线后需要数天的进一步恢复,必须等到拆线后针眼的血痂脱落,局部没有渗出和红肿疼痛等,就可以洗澡。洗澡完毕后及时蘸干伤口上的水分,保持清洁干燥。腹腔镜阑尾切除手术通常是用可吸收线做的切口缝合,切口不用拆线,只需要术后换药时注意切口愈合即可。

5. 阑尾手术以后还会再次复发吗?

阑尾也可以理解为大肠的一个死胡同,平时不注意卫生,就会导致细菌在里面滋生,时间长了容易得阑尾炎。一般阑尾炎手术就是把整个阑尾都切掉。如果手术比较成功,而且以后注意饮食,肯定不会复发。

6. 阑尾为什么容易发炎?

阑尾又为什么那么容易发炎呢? 原因不少,多数是因为阑尾内部堵住了东西,有的人吃饭没有规律,饱一顿,饿一顿,肠道功能紊乱,时而发作拉稀,时而又便秘,阑尾肌肉痉挛发生阻塞;蛔虫钻进阑尾也会阻塞;血液运行不好,阑尾内的粪汁排不出来,细菌聚集繁殖就会引起发炎。

7. 阑尾炎发作有什么特点?

阑尾炎发作不仅仅会疼痛,如果破裂,那么带来的麻烦可就多了。细菌会在腹腔内蔓延,可能引起腹膜炎。通常情况下,急性阑尾炎发作或者阑尾破裂的间隔时间有 12~48 小时。所以,你应该在它重新发作之前去看医生,因为下一次的发作可能会更加厉害。阑尾炎发作最主要的感觉是疼痛,刚开始可能是隐隐地痛,痛的部位比较模糊,渐渐地扩展到腹部,最后就局限在阑尾部位——它的位置大概在肚脐和髂骨之间。除了疼痛之外,还伴有发热、恶心、呕吐或者腹泻等症状。当疼痛感局限在阑尾区后，就该去看医生了。如果疼痛突然减轻，更应该迅速去看医生，因为它可能是阑尾穿孔的一个信号。

8. 阑尾炎术后有哪些并发症?

（1）切口感染：切口感染多因手术操作时污染，坏疽或穿孔性阑尾炎尤易发生。术后3～5天体温持续升高或下降后又升高，病人感觉伤口疼痛，切口周围皮肤有红肿，触痛正常，则提示有切口感染。

（2）腹腔内出血：阑尾动脉出血均因阑尾系膜结扎线脱落，病人表现面色苍白，伴腹痛、腹胀、脉速、出冷汗，有血压下降等休克症状，必须立即平卧，镇静，氧气吸入，静脉输液，同时抽血做血型鉴定及交叉配血，准备手术止血。

（3）腹腔残余脓肿：病人表现术后持续高热，感觉腹痛、腹胀，有里急后重感，进而出现中毒症状。应注意采取半卧位体位引流，使分泌物或脓液流入盆腔，减轻中毒现象，同时加强抗生素治疗。未见好转者建议做引流手术。

（4）粪瘘：阑尾残端结扎线脱落或手术时误伤肠管等，均可导致粪瘘。粪瘘通常为结肠瘘，形成时感染一般局限在盲肠周围，无弥散性腹膜炎的威胁，体温不很高，营养缺失亦不严重，应用抗生素治疗后大多能自愈。

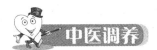

1. 中医对阑尾炎的认识是怎样的?

阑尾炎居中医"肠痈"范畴，近二千年来，我国历代的医界对其发病、诊断和治疗等都积累了丰富的经验。祖国医学早在《内经》中就有肠痈的记载，汉代《金匮安略》一书中，总结有关治疗肠痈的经验,定出了辨证论治的方法,认为肠痈之为病,其身甲错,腹皮急,按之濡,如肿状,腹无积聚,身无热,脉数,此为肠内有痈脓,薏苡附子败酱散主之。又称肠痈者,少腹肿痞,按之即痛,如淋小便自调,时时发热,自汗出,复严寒,其脉迟紧者,脓未成,可下之,当有血;脉洪数,脓已成,不可下也。大黄牡丹汤主之。上述原则一直为我们后世医家所沿用,并在实践中不断得到发展与提高,并为我们今天诊治阑尾炎奠定了基础。

2. 不同体质阑尾炎病人如何应用中医药治疗或调养?

(1) 瘀热内结型:病人寒温不调,外邪乘虚侵袭,肠胃受损,气机失调,经络受阻,气滞血瘀,瘀血阻滞而成肠痈,胃肠积滞,传化失积,故见脘腹胀闷,嗳气纳呆,大便秘结,胃失和降,则恶心欲吐,舌质暗红为肠腑瘀热,脉象弦紧,并属充血瘀阻,不通即痛之征。治法:通里攻下,行气祛瘀,佐以清热解毒。方药:川楝子、延胡索、丹皮、桃仁、木香、金银花、生大黄。

(2) 湿热内蕴型:病人平素暴饮暴食,且恣食生冷,损伤脾胃,脾胃受损,传导失司,糟粕积滞,生湿生热,气血不和,久为败瘀,积于肠道而为肠痈,故见右下腹痛,舌红,苔黄腻,脉洪数均为湿热之象。治法:通里攻下,清热利湿,佐以行气活血。方药:金银花、蒲公英、生大黄、川楝子、赤芍、桃仁、甘草。

(3) 热毒炽盛型:病人平素暴饮暴食,嗜食膏粱厚味,致食滞中阻,损伤脾胃,脾胃受损,运化不行,湿滞郁而化热,腐蒸气血,而成肠痈,腹痛剧烈,腹皮硬,手不可近,为痈脓已溃之征,面红目赤,小便赤,舌质红绛,苔黄燥而秽浊,脉洪大均为热毒炽盛之象。治法:通里攻下,清热解毒,佐以行气凉血。方药:皂刺、炙山甲、金银花、蒲公英、冬瓜仁、丹皮、木香、川楝子、生甘草。

3. 阑尾炎病人术后常用中成药有哪些?

(1) 四君子合剂:由党参、白术(炒)、茯苓、甘草(蜜炙)、生姜、大枣组成。

本品为棕黑色的澄清液体;气香,味甘、微苦。有益气健脾的功效。适用于术后脾胃气虚,胃纳不佳,食少便溏。口服:一次15~20 ml,一天3次,用时摇匀。服药同时忌油腻食物。外感或实热内盛者不宜服用。

(2)香砂养胃片:由党参、白术、苍术、茯苓、陈皮、厚朴、香附、木香、神曲、麦芽、半夏曲等15味组成。健胃消食,行气止痛。适用于术后用于胃肠衰弱、消化不良、胸膈满闷、腹痛呕吐、肠鸣泄泻舌苔厚腻者。口服,一次4~8片,一天2次。孕妇、糖尿病病人禁用。服用同时,忌生冷油腻食物。

(3)六味能消胶囊:由大黄、诃子、干姜、藏木香、碱花、寒水石组成,宽中理气,润肠通便,适用于术后胃脘胀痛、厌食、纳差及大便秘结。口服,一次2粒,一天3次。

4. 据说耳穴也可以治疗阑尾炎,是这样吗?

采取耳穴压籽,通过刺激耳穴,使通往病灶的经络之气血畅通,以推动、驱散病灶中瘀滞之气血,扶正祛邪,使人体的阴阳平衡得以恢复,以达到止痛止呕的治疗目的。取阑尾、神门、大肠、交感、阑尾点,用拇指和食指以中等力度按压穴位3~5分钟。每天4~6次,3天后去除改贴另一侧耳穴,两耳交替应用。

5. 哪些药膳饮食适合阑尾炎病人?

(1)桃仁薏苡仁粥:桃仁10 g(去皮尖),薏苡仁30 g,粳米50 g,加水同煮粥至极烂服用。

(2)芹菜瓜仁汤:芹菜30 g,冬瓜仁20 g,藕节20 g,野菊花30 g。水煎,每天分2次服。

(3)冬瓜仁苦参汤:冬瓜仁15 g,苦参30 g,甘草10 g,水煎,调蜂蜜适量饮服。

(4)败酱草汤:败酱草30 g,忍冬藤20 g,桃仁10 g,薏苡仁30 g,水煎,每天分2~3次服。

(5)蛇舌草败酱草汤:白花蛇舌草30 g,败酱草20 g,煎水,调入蜂蜜适量饮服。

6. 在生活中怎样预防阑尾炎?

要想正确防治阑尾炎,平时就要形成良好的卫生习惯,注意合理饮食,少吃多餐,切不可暴饮暴食,饭后不要进行剧烈的运动等。①保持乐观。不良情绪易导致自主神经紊乱,从而使胃肠道功能失常,诱发阑尾炎。②调节寒温。注意季节、气候变化,适时地调节自身机体与自然界关系,天热减衣,天寒添衣,尤其是保证腹部免受寒冷刺激,维护胃肠道的正常功能状态。③饮食调理。包括饮食规律,不暴饮暴食,否则会导致肠道正常蠕动发生改变,功能出现紊乱。病人宜食清热泻火利湿的食物,如苦瓜、冬瓜、绿豆、莲子、薏米、西红柿等食物,忌食生冷油腻辛辣之品。另外,忌生、硬等难消化食物,避免加重肠道负担,导致消化不良、胃肠功能紊乱。还要细嚼慢咽,减少进入盲肠的食物残渣。出现便秘和腹泻现象时,要积极寻找原因,及时调理和治疗,保持大便通畅和粪质正常。

平日参加体育锻炼和体力劳动,可增强体质,提高胃肠道功能,增强机体抗病力,这对于预防阑尾炎来说是必要的。饭后切忌暴急奔走,盛夏酷暑切忌贪凉过度,尤其不宜过饮冰啤酒,以及其他冷饮。平时饮食注意不要过于肥腻,避免过食刺激性食物。应积极参加体育锻炼,增强体质,提高免疫能力。如果有慢性阑尾炎病史,更应注意避免复发,平时要保持大便通畅。

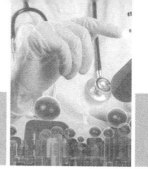

第六章
下肢深静脉血栓

下肢深静脉血栓形成是指血液在深静脉内不正常地凝结、阻塞管腔,导致静脉回流障碍,好发于下肢,其致病因素有血流缓慢、静脉壁损伤和高凝状态三大因素。下肢深静脉血栓在欧美是一种比较常见的疾病,在我国也呈逐年上升的趋势。该病在急性阶段如果不能得到及时诊断和处理,血栓可能会脱落,造成病人的肺栓塞而导致死亡。另一些病人不能幸免慢性血栓形成后遗症的发生,造成长期病痛,影响生活和工作能力。50%以上病人将遗留下肢深静脉功能不全而长期影响生活质量,目前已成为对人类健康危害较大的常见病。

下肢深静脉血栓是多种因素综合作用的结果。静脉血栓形成的常见危险因素包括老年、外科手术、肢体制动、骨折、产褥期、恶性肿瘤、肢体瘫痪、口服避孕药等。某些遗传性因素使血栓异常形成也可引发血栓形成。

下肢深静脉血栓形成治疗方法包括药物治疗、介入治疗和手术取栓。药物治疗包括溶栓与抗凝治疗。溶栓治疗主要用药是尿激酶及重组组织型纤溶酶原激活剂等,其不良反应主要是可引起出血。传统溶栓途径多为浅静脉,溶栓药物随血液流遍全身,溶解血栓。区域性溶栓治疗是通过介入插管将药物注入血管后在某一区域溶栓；血栓中溶栓治疗是利用血管腔内技术，将溶栓导管插入血栓中，直接注药溶栓，因高浓度的溶栓药物直接灌注进入血栓中，可达到最佳效果。在抗凝治疗中：低分子肝素的应用使抗凝治疗更方便、安全。介入治疗：主要使用腔静脉滤网作为血栓的阻拦物，并发症发生率很低，随访疗效良好，可以根据病情特点和实际需要选用永久性或可回收性滤网。另外，随着血管腔内微创治疗技术的进步，近年来使用静脉腔内机械性血栓消融术、血栓负压抽吸术和球囊扩张及支架成形术等方法治疗下肢深静脉血栓。

手术取栓适用于深静脉血栓发病时间不长的病人，此时血栓与静脉内腔面尚无明显粘连，取栓后静脉内膜损伤轻。和单纯抗凝治疗相比，静脉取栓术能改善静脉通畅性，可减少静脉反流和血栓形成后遗症。

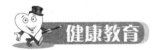

一、 饮食指导

1. 下肢静脉血栓病人的饮食原则是什么？

下肢静脉血栓形成病人饮食一般无须严格限制，但一个总的原则是：应以低糖、低盐、低脂饮食为主。

高脂肪饮食是形成动脉粥样硬化和引起血栓病的重要因素，应采取戒烟和限制饱和脂肪酸摄入等措施。如病情许可可进食低脂、高纤维易消化食物，避免血液黏稠度增高，造成血液淤滞；保持大便通畅，避免因腹压增高而影响下肢静脉回流。

2. 下肢静脉血栓病人在日常饮食方面应有什么适宜食物和禁忌？

（1）适宜食物

1) 凤梨醋。即菠萝醋,顾名思义,就是用菠萝制成的醋,以菠萝和冰糖两物制成,健康安全,并有一定的医疗效果。它可帮助人体消化食物、抗炎、提高免疫力、溶解血栓,帮助脑卒中病人防治二次卒中。还可促进血纤维蛋白分解,抗血小板凝集,能溶解血栓,使血流顺畅,抑制发炎及水肿。

2) 玉米。该食物含脂肪中不饱和脂肪酸,特别是亚油酸的含量高达 60% 以上。有助于人体脂肪及胆固醇的正常代谢,可以减少胆固醇在血管中的沉积,从而软化动脉血管。

3) 海带、紫菜。除含有丰富的碘、镁等有益元素外,还含有昆布氨酸、褐藻淀粉和昆布多糖等,已被证实有明显降血脂和抗凝血作用,其中有些成分还将在临床上用作降血脂和预防动脉粥样硬化的药物。海带中含有丰富的岩藻多糖、昆布素,这类物质均有类似肝素的活性,既能防止血栓,又有降胆固醇和脂蛋白、抑制动脉粥样硬化的作用。

4) 西红柿。西红柿不仅各种维生素含量比苹果、梨高 2～4 倍,而且还含维生素——芦丁。它可提高机体氧化能力,消除自由基等体内垃圾,保持血管弹性,有预防血栓形成的作用。

5) 香菇、木耳。自古以来就被我国人民视为素食中之佳品。现代医学发现,香菇和木耳中具有一些特殊的成分,对多种实验动物和人体均有降低血胆固醇和三酰甘油的作用。木耳还具有抗凝血作用。因而多食香菇和木耳对防治动脉粥样硬化很有好处。

6) 洋葱、大蒜。均可使实验家兔血胆固醇和血纤维蛋白原下降,凝血时间延长,主动脉脂类沉积减少。其作用大蒜优于洋葱。最近已从这两种植物中提取出一种含烷基的二硫化物,对人和动物均有降脂作用。

(2) 下肢深静脉血栓病人饮食禁忌:忌食辛甘肥腻之品,以免增加血液黏稠度,加重病情。睡前避免喝咖啡、浓茶等刺激性饮料。防止过硬、过咸的食物,以免损伤和刺激口腔黏膜。

3. 下肢深静脉血栓病人可以喝茶吗?

茶叶除含有多种维生素和微量元素外,还含有茶多酚、生物碱等物质。流行病学及动物实验证明,茶叶具有降低血胆固醇、降血压和预防动脉粥样硬化等作用。水分不足,血液一定黏稠,人体脱水会危及生命。要防止脱水,必须均匀地充分地饮水(每人每天应饮水 1 500~2 000 ml,夏天和激烈运动时还要更多)。适量饮茶确有好处,但切勿饮浓茶,同时在饭后和临睡前亦不宜饮茶。

4. 吸烟喝酒对下肢深静脉血栓病人有什么危害?

烟草中的尼古丁刺激引起静脉收缩、红细胞聚集、白细胞沉积,使血液黏度增高,血流速度变慢,引起血管血栓。另一方面,尼古丁吸入人体后,促使肾上腺素分泌增多,使血液中胆固醇增高,细胞间隙增大,脂肪沉积形成动脉粥样硬化。此外,吸烟的烟雾中含有一氧化碳,其浓度可达 $3\%\sim5\%$,经肺吸收到血液,与红细胞的血红蛋白结合成碳氧血红蛋白,失去携带氧的能力,使血中含氧量下降,缺氧使血管弹性降低。对于已经患有静脉血栓的病人,要求其停止吸烟。喝酒不会引起深静脉血栓形成,但其含有的乙醇成分会引起动脉扩张,而深静脉血栓是回流障碍,因而喝酒导致下肢血液"进多回少",可加重下肢静脉负担。因此,对于静脉血栓病人,也不提倡其喝酒。

二、 运动指导

1. 哪些运动适合静脉血栓病人呢?

深静脉血栓形成后期病人,通过循序渐进地锻炼下肢,能有效加速小腿肌肉泵的作用,促进下肢静脉窦的血液向心回流,减轻患肢静脉高压,改善局部组织代谢的内环境,增加内源性纤维蛋白溶解活性,从而减轻或缓解下肢深静脉血栓形成的症状和体征。

(1)急性期病人:需卧床休息,不能下地活动。

（2）后期病人：可以选择散步、慢跑、骑自行车等运动。

2. 运动为什么会引起静脉血栓？

如果每次剧烈运动过后都骤然停止，没有注意做放松练习，肌肉的代谢产物未能及时消退，就会引起炎症并形成血栓。若不及时取出血栓，剧烈的运动会导致其脱落，通过静脉回流到肺脏，造成肺栓塞，随时危及生命。

3. 下肢深静脉血栓形成手术出院后如何活动？

出院后，多做下肢肌肉收缩的活动。卧位时，抬高患肢 $20°\sim30°$，短期内避免剧烈活动及长时间行走，口服抗凝药物 3 个月，期间应定期作凝血功能检测，并及时调整抗凝剂用量，避免发生出血等并发症。

三、 用药指导

1. 常用预防下肢深静脉血栓药物有哪些？

（1）小剂量肝素：术前 2 小时，肝素 5 000 U IH；术后每隔8～12小时肝素 5 000 U IH（我国一般为 3 000 U），无需检测凝血功能，但应检测血小板。

（2）低分子肝素：国外已广泛用于临床，为预防血栓形成的首选药物，注意事项同肝素，均可用鱼精蛋白对抗。

（3）口服抗凝药：主要为香豆素类，最常用为华法林。需注意其起效时间一般在服药后 3～4 天，可用维生素 K_1 对抗。

（4）口服抗血小板药物：最常用为阿司匹林和噻氯匹定，主要针对血小板，对凝血因子几乎无作用，作用不如肝素及华法林。

（5）其他：低分子右旋糖酐，其作用为：①血液稀释作用；②降低血小板的黏附作用；③提高血栓的易溶性。术中及术后500 ml 静脉滴注，不良反应主要为出血倾向、过度扩容及过敏反应等。

2. 腿肿疼痛消退之后可以停药吗?

针对下肢深静脉血栓,足量、足疗程治疗最低期限是 3 个月。国外的循证医学证据表明,延长抗凝治疗对于血栓的康复、防止复发有很大作用。因此,并不是症状消失就能立即停药的。那么,什么时候可以停药呢? 3 个月是一个最低期限,如果病人配合可延长抗凝治疗,根据病人的复查结果,D-二聚体水平和下肢血管彩超。如果静脉血栓已经通开了,那么治疗满 3～6 个月后就可以减少药量或者停药了。由于抗凝药物减量就起不到作用了,因此,抗凝药物要么继续吃,要么停药。改善静脉活性的药物可以适当考虑减量,直至停药。

3. 吃抗凝药会不会反倒使得血栓脱落?

吃抗凝药来溶栓,老百姓担心血栓被"融开"了,不是更容易脱落了吗? 其实所谓的溶栓,指药物作用到血栓的分子水平,让血栓从内部逐渐瓦解,并不是一大块一大块的脱落下来。只要平安度过了急性期,血栓就不会再有脱落的风险了,因此不必担心。

四、护理及常见问题指导

1. 下肢深静脉血栓病人康复后在家里要注意些什么?

家属应该了解下肢深静脉血栓形成的病因、危险因素、常见症状、后果等,提高预防意识及警惕性,让病人戒烟酒,指导病人正确的活动方法,告知早期活动对预防下肢深静脉血栓形成的重要性。应该为病人提供安静、整洁、舒适的环境,室温保持在 25℃ 左右,湿度 50%～60%。

做好基础护理,使病人保持"三短六洁",即头发、胡须、指(趾)甲短,口、头发、手、足、会阴、皮肤清洁,保持床单清洁、干燥、平整。给予病人低盐、低脂肪、高蛋白质、富含纤维素饮食,多饮水保持大便通畅,预防泌尿系统感染,避免因便秘造成腹压增加而影响下肢静脉回流。在体位及肢体护理方面,禁止病人卧软床,给予硬板床,无特殊情况取平卧位,对双下肢做好保暖,防止因冷刺激引起静脉痉挛,双下肢抬高 15°～30°以增加静脉回流,但不要过度牵伸下肢,在膝下垫软枕或其他物体,至膝关节微屈,以防进一步阻塞静脉回流。每 2 小时给病人平衡轴线翻身 1 次,严禁翻身时造成病人纵轴发生扭曲,加重脊髓损伤。尽量避免在下肢静脉进行穿刺等侵入性的治疗及护理,更不宜加压输液、挤压输液管或输入对血管壁刺激性强的药物,以免损伤静脉内膜。

2. 下肢深静脉介入术后出现便秘怎么办?

(1)心理指导,调适病人的心情,保持心情舒畅,气机宣畅,促进大便排出。

(2)使用口服缓泻剂或者甘油灌肠剂。

3. 下肢深静脉栓塞的慢性期应怎么治疗?

慢性期不仅要用抗凝药物溶解血栓,还要用一些其他的辅助治疗,主要分为两部分:压力治疗和改善静脉血管活性的治疗。压力治疗就是穿弹力袜,选择长达大腿的医用二级压力弹力袜,能有效治疗腿肿的问题,还能降低后遗症发生率。由于血栓对静脉瓣膜有影响,改善静脉血管活性就是通过药物增强静脉血管的弹性,减轻瓣膜的损伤,增加静脉的血液回流。常用的有迈之灵、地奥司明、羟苯磺酸钙、消脱止‑M 等。另外,还可以使用一些通血栓的中成药,对于恢复静脉的回流功能、减少后遗症有一定疗效。

4. 慢性期会影响日常活动吗,会不会出现后遗症?

大家都很关心患了下肢深静脉血栓,会不会有后遗症,其实有一个名词——血栓后综合征,类似脑梗死,脑血管被堵住了,就会有偏瘫、言语不清等后遗症。那么,下肢深静脉堵住了,就形成了血栓后综合征。由于下肢深静脉被血栓堵住了,下肢的代谢废物、毒素就会积累在腿上,日积月累,刺激下肢肿胀、发痒、皮肤发黑,容易破溃,最终形成"老烂腿"。因此,为了避免出现血栓后综合

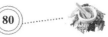

征,急性期和慢性期的治疗一定要规范、彻底。

5. 深静脉血栓使用弹力袜有哪些禁忌证?

深静脉血栓病人下床活动后应指导病人正确使用弹力袜或弹力绷带,避免因弹力绷带包扎过紧而导致局部缺血或肢端水肿加重。弹力袜有其适应证,也有禁忌证。

（1）下肢动脉粥样硬化闭塞症的病人,使用弹力袜后可能加重下肢缺血症状,严重可导致肢体缺血坏死。

（2）皮肤急性炎症期或溃疡活动期。

（3）医生诊断其他不适宜使用弹力袜的疾病。

6. 如何穿戴弹力袜?

尽量早晨穿,因为下午下肢会比早晨肿胀一些;如果不得不下午穿,穿之前抬高肢体 20 分钟;穿的时候坐在有结实靠背的椅子上而不是床上;对橡胶过敏,就不要穿有橡胶带的弹力袜;穿着时,先把袜子反折到踝部,穿戴好足部,再把袜子反折部分向小腿处拉伸穿戴完毕。弹力袜不需要整天穿着,简单记忆就是:弹力袜也是袜子,早上起床穿,晚上睡觉脱。

7. 弹力袜要穿多长时间?

弹力袜的穿着时间没有明确规定,根据临床经验,一般至少穿一年以上,对于防止后遗症和预防复发有比较好的效果。

8. 长时间站立会不会加重病情? 可以站多久?

长时间站立会加重腿的肿胀,但一般连续站立半个小时以内没问题。特别是教师、商店售货员这类人群,一般站半个小时就要坐下来休息或者做踢腿动作。

9. 慢性期再次发生腿肿疼痛是不是复发了? 复发之后是不是需要再次去医院?

慢性期再次腿肿并不一定是复发了,在血栓完全通开之前,站太久、走路太多,都会导致腿肿。但是,突发疼痛就是不太好的现象了。如果又痛又肿,就要尽快去医院查一查是不是复发了。只要做两个检查就能判断血栓是不是复发了：凝血 6 项中看 D -二聚体水平和下肢深静脉彩超。

10. 下肢深静脉血栓病人要注意什么?

下肢深静脉血栓是临床中非常多见的一种疾病,分为急性期、亚急性期和慢性期。每个阶段治疗方案、处理原则是不一样的。针对急性期我们要严格卧床制动、尽早抗凝药物治疗稳定血栓;慢性期要坚持规范的抗凝治疗,同时可以结合静脉活性药物、医用弹力袜治疗及中医药的通栓治疗,让血栓最大程度上通开,不留任何后遗症。治疗血栓是一场持久战,起码 3 个月以上,因此病人要记住 3 点:治疗需要尽早、足量、足疗程。

11. 下肢静脉血栓的并发症有哪些?

(1)肺栓塞:肺栓塞是指肺动脉或其分支被栓子阻塞所引起的一个病理过程。其诊断率低而误诊率和病死率高。尤其是在溶栓治疗过程中栓子脱落的概率更高,大的栓子可导致病人在几分钟内死亡。肺栓塞表现缺乏特异性,表现为胸闷、胸疼、心慌、气短、呼吸困难等症状,与心肌梗死症类似,易漏诊、误诊。肺栓塞典型症状为呼吸困难、胸痛、咳嗽咯血三大体征。

(2)下肢静脉曲张溶栓治疗出血:溶栓治疗中最主要的并发症是出血,特别应警惕胃肠道及颅内出血,对于出血性并发症,应指导病人自我观察及预防,如牙龈出血、鼻腔出血、皮肤黏膜出血、出现黑便等。嘱病人不用硬尖物剔牙挖鼻孔耳道,勿用力咳嗽以免引起咯血;选用软毛牙刷刷牙,动作轻柔,以免引起不必要的创伤;饮食宜清淡易消化,以免食物损伤消化道,多吃富含纤维素的食物,保持大便通畅。

(3)血栓形成后综合征是最常见最重要的并发症,在血栓的机化过程中静脉瓣膜遭受破坏,甚至消失或者黏附于管壁,导致继发性深静脉瓣膜功能不全,即静脉血栓形成后综合征。血栓形成后综合征发生在下肢静脉血栓形成后数月至数年,主要表现为下

肢慢性水肿疼痛肌肉疲劳（静脉性跛行），静脉曲张、色素沉着、皮下组织纤维变化，形成淤积性皮炎，重者形成局部溃疡，大大降低病人生活质量。

12. 哪些人容易发生静脉血栓?

（1）骨折的人：骨折能引起下肢深静脉血栓形成。骨折病人往往同时伴有下肢深静脉血栓形成，或者于骨折术后发生下肢深静脉血栓形成。因为骨折的同时常伴有血管的损伤，而静脉壁损伤可导致下肢深静脉血栓形成。另外，骨折激活了机体的应激状态，使血液凝固度增强，且骨折术后外用石膏托固定并需长期卧床休养，导致血流缓慢，均可增加下肢深静脉血栓形成的概率。

（2）肥胖的人：肥胖是静脉血栓栓塞性疾病最常见的危险因素之一，尤其是对 40 岁以上的个体而言。有研究结果发现，肥胖者发生下肢静脉血栓形成和肺栓塞的相对危险性分别是非肥胖者的 2.5 倍和 20.2 倍，且肥胖女性发生下肢深静脉血栓形成的相对危险度要略高于肥胖男性，故肥胖也是肺栓塞的独立危险因素。因此，远离肥胖或者对肥胖者采取预防性的治疗可以防止下肢深静脉血栓形成。

（3）长期服避孕药的人：长期服用避孕药，可使血液中促凝因子增加，抗凝血酶Ⅲ活性降低，改变了机体凝血和抗凝血系统的平衡状态，使血液处于高凝状态，从而诱发下肢深静脉血栓形成。

13. 怎样才能预防下肢静脉血栓形成?

（1）增加活动：手术、分娩、长期卧床等是引发深静脉血栓形成的重要因素，应预防深静脉血栓形成：①长期卧床病人，应协助其定时翻身。②对手术后、产后妇女，应指导和鼓励其早期床上活动，包括深呼吸，下肢的被动及主动活动，如膝、踝、趾关节的伸屈、举腿活动。若病情允许，鼓励此类病人尽早离床活动。

（2）避免血液淤滞：避免在膝下垫硬枕、过度屈髋，以免影响静脉回流；避免用过紧的腰带、吊袜和紧身衣物。

（3）预防静脉管壁受损：对长期输液者，尽量保护其静脉，避免在同一静脉的同一部位反复穿刺；输注刺激性药物时，避免药液渗出血管外。

（4）早期发现：手术后或产后病人若出现站立后下肢沉重、胀痛等不适，应警惕下肢深静脉血栓形成的可能，应及时报告医师，并协助处理。

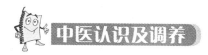

1. 中医对深静脉血栓的认识?

下肢深静脉血栓形成属祖国医学的"脉痹""肿胀"等范畴。发病原因主要有血流滞缓，血液高凝状态和血管壁损伤，为湿热流注于血脉经络，气血运行不畅，气滞则血凝，瘀阻血脉。

脉痹的临床表现在古医籍中有散见记载，应注意从临床实践中认识总结。就临床观察而言，最为常见的是相应部位出现疼痛、麻木、虫蚁爬行感或肿胀等症。疼痛是脉痹血瘀的主要症状之一，或轻或重，初发较轻，病久加重，昼轻夜重，有隐痛、胀痛、麻痛、冷痛、灼痛等不同感觉，或呈痉挛性疼痛，甚至发生剧痛。脉痹发病或急或缓，病程或短或长，但多数病人病程较长，可达数月或数年之久。在出现脉痹血瘀症状的同时，由于病因的不同，病人的体质状况不同，还伴有与之相关的其他症状。

2. 不同体质下肢深静脉血栓病人如何进行中医辨证治疗?

以"通"为原则，主要应从"瘀"论治，以活血通脉为大法，但须明晰病因，详细辨证，或结合益气、养血、滋阴、温阳以扶正，或结合散寒、清热、解毒、祛湿、化痰诸法以驱邪，共达通脉之功。有些脉痹病情复杂，往往多证相兼，故应注意多种治法的配合运用。

（1）气虚血瘀型：瘀阻不通则痛，瘀阻津停则肿。瘀为病本，肿乃继发,此型病人患侧出现异样感觉,麻木、虫蚁爬行感乃"荣卫之行涩"所致。血瘀则津停,瘀甚则肢体肿胀。故以活血化瘀为主,适佐利水之品,"但去瘀血,则痰水自消",而能收到较好效果。选用:当归、丹参、制乳香、制没药、茯苓、泽泻、桃仁、红花、水蛭、生黄芪、汉防己、地龙等。

(2)寒瘀阻络型:瘀阻血脉,则阳气不得通达,本型病人表现为肢体冷痛、麻木,伴面色㿠白,畏寒肢冷,治宜温阳利湿,活血通络,治宜温经通脉,活血散寒。常用药物有附子、桂枝、红花、桃仁、肉桂、当归、益母草、黄芪、白术、泽泻等。

(3)湿毒浸淫型:此型病人局部肿胀,皮色暗红,灼热疼痛,可呈浸润性蔓延,伴高热、口渴、便秘、尿赤等,患处发生溃烂、坏疽,治宜清利湿热,解毒消肿。常用药物有黄柏、黄芩、茵陈、山栀、萆薢、生地、紫花地丁、蒲公英、野菊花,丹皮、赤芍等。

3. 下肢深静脉血栓治疗常用中成药有哪些?

气虚血瘀型病人可选用补中益气丸、三七粉(活血效灵丹)、人参丸等以补气升阳,益气活血。寒瘀阻络型病人可考虑选用阳和丸、黄芪桂枝五物汤、脉痹通片利湿消肿通络等以温阳利湿,活血通络。对于湿毒浸淫型病人,宜清利湿热、解毒消肿,如二妙丸、萆薢分清丸、五味消毒饮等。

4. 下肢深静脉血栓治疗后可以进行穴位按摩吗?

患肢肿胀明显的部位,用芒硝1 000 g装入沙袋内,包裹患处,每天一次,以清热利湿,消肿止痛;患肢疼痛较重者,在应用芒硝外敷同时,可在对侧肢体选取足三里、阳陵泉、三阴交等穴位针刺;也可给予磁珠贴耳穴,通常选穴是肾上腺、神门、交感等穴,以疏通经络缓解疼痛。

还可以每日给病人按摩足底及双下肢2次,分别在早、晚足浴后,沿向心方向自下而上按摩,以血海、梁丘、阴陵泉、阳陵泉、足三里、三阴交、太冲、涌泉等穴位为主,按摩比目鱼肌及腓肠肌。按摩完成后,给予病人被动伸屈踝关节,并适当做踝部外翻及环转运动,以活血化瘀,促进血液回流。按摩手法以点、按、揉为主。

5. 下肢深静脉血栓病人常用饮食药膳有哪些?

(1) 归元酒:选用当归、桂圆肉各 15 g、白酒 55 ml。做法,将前 2 味置容器中,加入白酒密封,浸泡 7 天后过滤去渣即成。每晚睡前服 20 ml。

(2) 桃花酒:材料:桃花 3 月初采 20 g,白酒 250 ml。做法,将桃花浸入白酒内浸泡 3~5 天即可取用。每次服 15 ml,每天服 2 次。或临睡前服 20 ml。

(3) 参芪酒:材料:党参、黄芪各 30 g,怀山药、白茯苓、扁豆、白术、甘草各 20 g,红枣 15 g,白酒 500 ml。做法:将前 8 味共制为粉末,入布袋,置容器中,加入白酒密封,每天振摇 1 次,浸泡 14 天后过滤去渣即成。每次温服 10~15 ml,每天服 2 次。

提醒:外感发热者忌服。

6. 中药足浴对下肢深静脉血栓有帮助吗? 如何进行足浴?

中药足浴是以中药药液浸泡双小腿和足部,通过温度、理疗、药物的直接刺激和药物的透皮吸收达到治疗疾病的目的。双足共有 60 多个穴位,足部在血液循环中的作用相当于"第二心脏",通过足浴和足部按摩,借助药力、水的热力、穴位,通过皮肤毛孔吸收,经络传递,可使机体气血运行通畅。

中药足浴方药物组成:红花 30 g,鸡血藤 30 g,桂枝 20 g,桑枝 20 g,木瓜 20 g,花椒 30 g,炮附子 30 g,制川乌头 10 g,细辛 10 g,赤芍药 30 g,川芎 15 g,水蛭 15 g,伸筋草 30 g,虎杖 30 g,透骨草 20 g,桂枝 12 g,艾叶 20 g。每天 1 剂,水煎取汁 4 000 ml。足浴过程中对双足底及没在水中的小腿进行按摩、搓揉,足踝部进行被动活动。足浴时间为 20~30 分钟,至全身微汗为佳。足浴完毕用浴巾包裹双足及下肢,擦干皮肤进行足部按摩。如果病人皮肤干燥可在足浴后擦适量护肤霜。足浴治疗每日晨起后、睡前各 1 次。

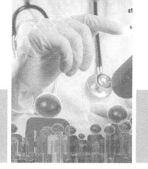

第七章
下肢大隐静脉曲张

　　大隐静脉是位于下肢内侧的浅表静脉,自足部至大腿根部,再回流入下肢深静脉。女性往往比男性更易患此病。患病年龄多在30～70岁。发病早期,多为下肢酸胀不适及钝痛感,同时有肢体沉重感,易乏力。多在久站后上述感觉加重,通过平卧、肢体抬高则可缓解。病变中后期,静脉壁受损,静脉隆起、扩张、迂曲,呈蚯蚓样外观,以小腿内侧大隐静脉走行区明显。病程长者,肢体皮肤则出现营养性改变,如脱屑、瘙痒、色素沉着等,甚至形成湿疹及溃疡。随着病情的演变,可以出现伴随血管走行的疼痛、下肢肿胀、瘀积性皮炎、浅静脉血栓等症状。引起大隐静脉曲张的主要原因是遗传。长期站立工作,如教师、售货员、外科医生等,特别是重体力劳动,是该病的常见诱因。大隐静脉曲张发病机制主要是大隐静脉瓣膜处瘤样扩张,使下肢静脉瓣膜失去"单向阀门"的作用(图7-1),静脉血液倒流,大隐静脉引起静脉血液积聚,最终造成静脉迂曲、扩张。

　　静脉曲张是静脉血栓形成的危险因素之一,此外还包括:年龄大于40岁(特别是70岁以上);长期制动或瘫痪;有静脉血栓史;恶性肿瘤;大手术(特别是腹部、盆腔和下肢的手术);肥胖;充血性心力衰竭;心肌梗死;脑卒中;下肢广泛的软组织损伤;大剂量雌激素;骨盆和下肢的骨折等(图7-2)。所以,对于有这些危险因

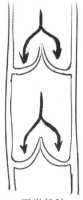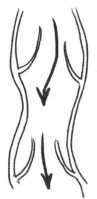

正常静脉　　　　　　　　曲张静脉

图 7－1　正常静脉与曲张静脉

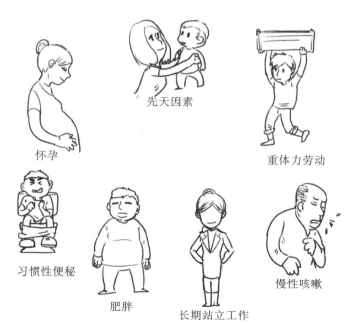

图 7－2　容易引起静脉曲张的因素

素的手术病人要特别警惕,采用抗凝药物预防是必要的。就深静脉血栓的形成因素来说有血流缓慢、静脉壁损伤和血液高凝状态等。下肢静脉曲张手术的病人,手术创伤和应激可引起血小板反应性改变,形成相对高凝状态。手术时的静脉抽剥损伤和手术后的久卧病床,这些都为深静脉血栓的形成提供了可能的条件。为了预防深静脉血栓的形成,在护理上就要从促进血流,改善静脉血的瘀积和降低血液高凝状态等入手。

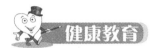

一、 饮食指导

1. 下肢静脉曲张病人平时应吃些什么?

一般给予清淡、易消化而富有营养的饮食。应多吃低脂肪、低热量食品,如新鲜蔬菜、水果、杂粮。适量吃瘦肉、脱脂奶、鸡蛋白等,尤以绿色蔬菜、海带、海蜇、紫菜、木耳、豆制品及含维生素 B、维生素 C 的食物等,对病人有益。多吃含维生素 E 的食物,可以改善血液循环,减轻腿部的沉重感。含维生素 E 丰富的食物有洋白菜、菠菜、甘蓝、麦芽、坚果类、大豆、全麦、粗粮、蛋等。

2. 下肢静脉曲张病人为什么不能吃得太油腻和重口味?

食用油腻、不易消化的食物,会增加肠胃的负担,影响对药物的吸收。脾胃衰弱的病人更应少吃生冷、油腻、辛辣的食物。下肢静脉曲张病人应禁用或少食酒类、鱼类、肉类、辣味等食物。中医认为膏粱厚味、辛辣煎炸之品,易损伤脾胃,使之运化失常,加速病情发展。酒类、辣味食物性热,鱼类、肉类等食物有腻滞生热生痰作用,食后可能会助长病邪,使病情加重。因此,忌食辣椒、胡椒、酒类、肥肉、动物油、动物内脏、奶油、巧克力等食物。

二、运动指导

1. 下肢大隐静脉病人术后何时可以运动？为何越早越好？

下肢静脉曲张术后因长时间卧床可能引起某些并发症，如肺炎和下肢深静脉血栓形成等。特别是老年人，因长时间卧床，血液循环减慢、呼吸次数减少、呼吸道内的纤毛运动也减弱，使呼吸道内的分泌物不容易排出，进而引起肺部的炎症。由于血液循环减慢，静脉的血液流动速度则更慢，就容易导致血栓形成，最常见的血栓形成部位就是下肢深静脉。下肢深静脉血栓形成比下肢静脉曲张对人的危害更大。因此，下肢静脉曲张手术后应尽早下床活动。一般术后返回病房，即可开始下肢主动及被动活动。在手术后，应平卧，患肢抬高 20°～30°，以加强静脉血液的回流，减轻患肢肿胀，预防深静脉血栓形成。同时，应该活动踝关节，每次 5 分钟，每小时 1 次，至下地活动。

2. 下肢大隐静脉病人术后如何在病床上进行运动？

第一步：体位准备。病人平卧，抬高患肢 15°，在患肢腘窝以下垫一软枕，使腓肠肌松弛，足跟处悬空。

第二步：被动足部伸屈运动。以踝关节为轴，整个足部做屈伸摆动，运动时将足部悬空，以免影响运动幅度。

第三步：反复循环进行。5 次/15 分钟，幅度尽可能大，动作要到位，使腓肠肌紧张、松弛交替。

第四步：主动足部伸屈运动。肢体能恢复自主活动后转为主动运动，鼓励病人自己做足部伸屈运动。

3. 运动会加重静脉曲张吗？

由于重力的作用，水总是往低处流。在人体中，下肢血液逆重力通过静脉回流到心脏，就需要静脉瓣膜和小腿肌肉的帮助了。简单讲，小腿是个压力泵：肌肉收缩时，产生的高压驱使静脉血向心脏回流;而静脉瓣膜如同一个阀门,保证血流由下往上单向流动。如果由于各种原因,使静脉瓣膜损伤,下肢静脉血就发生倒流,产生静脉曲张。人体在运动时,如慢跑、快走、游泳、适当的球类运动,小腿肌肉收缩,有利于下肢静脉的回流,减轻静脉曲张的症状。当然,也不是什么运动都好,如近年来深受大家欢迎的负重肌肉训练,就不适合已经患有静脉曲张的人群。负重时,由于腹腔压力增大,加重了下肢静脉瓣膜的负担,加速瓣膜的破坏,可能会加重静脉曲张。因此,慢跑、快走、游泳、适当的球类运动,有利于预防静脉曲张,并且可以缓解静脉曲张带来的症状,而负重训练反而加速静脉曲张的发生。

4. 正常人运动跑步久了会不会患静脉曲张?

从血流动力学的角度进行观察,健康的人在运动时,由于瓣膜的功能正常,肌肉的规律性收缩使得深部静脉血液回流加速,皮下静脉的压力可较静止时还低,所以进行适当跑步锻炼,不仅不会引起下肢静脉曲张,而且有助于预防下肢静脉曲张。

5. 下肢静脉曲张病人跑步锻炼时间多久比较合适?

每次 15～30 分钟的跑步,可以使腿部肌肉活动增强,挤压静脉内的血液,使其流动更加通畅,有助于静脉曲张的缓解。很多静脉曲张病人会有体会,下午腿酸胀不适的时候跑会儿步,就感觉不那么难受了。因为在跑步时,腓肠肌的运动加大,静脉血管就像抽水泵一样将积存在处于曲张状态的静脉中的血液往心脏方面提供。同时,由于局部微循环的加快,使曲张静脉的新陈代谢也加快,静脉也能较快恢复正常。但是,持续 30 分钟以上的中长距离的跑步会加重静脉曲张。这是因为长时间跑步会造成肌肉和血液里乳酸堆积阻断供氧。乳酸是体内新陈代谢的产物,每一个人乳酸产生、堆积、清除的能力都因他们自己身体素质不同而有所差异,在静脉曲张的情况下,身体对乳酸的代谢更慢,更容易造成疲劳,从而加重静脉曲张程度。

6. 下肢静脉曲张病人平时在家如何进行腿部锻炼?

屈腿伸腿:仰卧在床上,两胳膊放在体侧,两条腿先屈后伸,屈时两条大腿和身体成 90°角,伸时尽量用力蹬直,如此反复 20～30 下,每天起床后及睡觉前各做一次;当然,久坐的同时也可多活动脚踝部,多进行双腿交替屈伸运动(图 7－3)。

抬腿运动:久坐者可在双腿下方放一个箱子,不时将双腿踩到箱子上,促进下肢静脉血液回流;还可以每小时做一组抬腿运动,即双腿交替抬起放下。每组要做 20 次(图 7－4)。

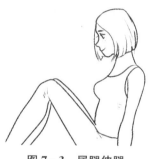 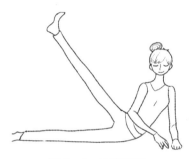

图 7－3　屈腿伸腿　　　　图 7－4　抬腿运动

仰卧蹬腿:仰卧在床上,两手扶住床,两腿上翘,像骑自行车一样来回蹬腿,连续蹬 30～50 次(图 7－5)。

仰卧抬腿:仰卧在床上,两手在体侧扶住床,两条腿尽量向上抬,抬上去后持续一两分钟放下。这样能改善肢体末梢的血液循

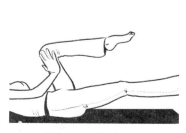 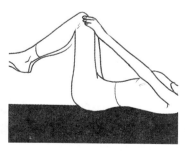

图 7－5　仰卧蹬腿　　　　图 7－6　仰卧抬腿

环,供给患肢更多的营养。每天早晚各做一次(图 7 - 6)。

悬腿动腿:坐在较高的床上,两小腿悬于床边,两腿相互做上、下、左、右运动。然后两脚脚趾进行屈伸练习,疲劳后将小腿放平,休息 3 分钟。每天早晚各做一次(图 7 - 7)。

按摩腿脚:坐在床上,两脚平放,两手用力按摩腿部、脚部,从膝关节一直按摩到脚尖。每天早晚各做一次(图 7 - 8)。

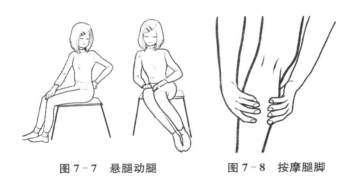

图 7 - 7 悬腿动腿   图 7 - 8 按摩腿脚

三、 护理指导

1. 下肢大隐静脉曲张病人在家如何促进患肢的血液循环?

保护好患肢皮肤,忌用冷水洗脚,但水温也不可过高,以防血管扩张影响手术疗效,用温水洗脚,可以消除疲劳,有利于睡眠,更能活血化瘀,防止静脉瘀血。经常踮脚,让脚后跟一起一落运动,或进行下蹲练习,可以引起小腿肌肉强烈收缩,减少静脉血液积聚。睡觉时可将患肢抬高 20°~30°,减少下肢静脉内压力。注意保持良好的坐姿,避免久站和久坐。保持大便通畅,避免长时间蹲位。避免用过紧的腰带和紧身物。避免肥胖。适当锻炼下蹲起立,下蹲起立除了能改善下肢的血液循环外,还能改善下肢静脉血管静脉瓣的功能。在进行下蹲起立运动时,下肢静脉血管内压力变化较大,使静脉瓣的开放与关闭速度增快,瓣膜组织得到锻炼,力量增强。

2. 术后为何要使用弹力绷带和医用弹力袜?

手术后患肢用弹力绷带加压包扎,防止静脉剥脱部位出血。弹力绷带是以外部的压力抵消各种原因所致的静脉压力增高,防止深静脉血液经交通支逆流入浅静脉,促进静脉血液回流,达到控制和延缓病情的发展、改善局部皮肤营养不良、减轻局部水肿、预防溃疡形成或促进溃疡愈合的目的。静脉曲张手术后,医生会给病人缠弹力绷带,拆了绷带后就使用弹力袜。3 个月到半年,使用循序减压弹力袜可以帮助下肢静脉血回流,消除术后下肢肿胀,避免久坐久站,可巩固手术效果,防止复发。

3. 使用弹力绷带时应注意什么?

(1)宽度和松紧度应适宜,松紧度以能将一个手指伸入缠绕的圈内为宜。

(2)包扎前应使静脉排空,故以清晨起床前进行包扎为好。

(3)包扎时应从肢体远端开始,逐渐向近心端缠绕。

(4)包扎后应注意观察肢端的皮肤色泽、患肢肿胀情况,以判断效果。

(5)根据不同疾病或手术选择包扎方法:下肢静脉曲张行硬化治疗者应从踝部向上对局部做均匀螺旋式包扎 3～6 周;大隐静脉剥脱术后的病人,应从足趾至腹股沟部位均匀缠绕包扎 1 个月以上;非手术治疗的下肢静脉曲张病人应长期坚持每日使用弹力绷带包扎患肢;深静脉血栓形成急性期过后的病人,必须使用弹力绷带包扎至少 3 个月甚至终身使用,以保护浅静脉和交通瓣膜的功能,减轻或消除症状。

4. 下肢大隐静脉曲张病人术后弹力绷带什么时候拆? 洗澡怎么办?

弹力绷带加压包扎 2 天后拆除膝关节以上部分,膝关节以下

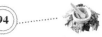

部分绷带及切口辅料再过一周后拆除。建议拆除绷带后每日坚持穿着医用弹力袜 3～6 个月，夜间休息时脱下。拆除绷带后部分病人皮肤可见片状瘀斑，为手术中出血反映至皮肤表面所致，1～6 周后即可吸收，个别病人出现小水泡，数天后即可痊愈。拆除绷带后 1 周内忌毛巾擦洗患肢，洗完澡后用干毛巾吸干，根据恢复的情况术后 1～2 个月内避免剧烈运动。

5. 下肢大隐静脉曲张病人术后仍感觉疼痛、麻木、硬结，怎么办?

术后患肢皮下可触及条索及硬结是术后早期改变，经 3～6 个月后可逐渐软化消失。个别病人术后可能会出现小腿或内踝等部位感觉麻木，这是因为隐神经就在皮下通过且与静脉伴行，在手术切口及处理曲张静脉的时候无法避免会损伤此神经，大部分病人可以在 3～6 个月恢复。此神经为感觉神经，即使损伤也不影响运动等肢体功能。

6. 下肢大隐静脉曲张病人术后如何做好自我观察?

（1）指导病人自我观察术后患侧肢体的温度、颜色、肿胀情况，休息时继续抬高患肢，坐位时避免双脚交叉影响血运，术后 1 个月内，病人出现站立行走后患肢略感酸胀属于正常现象，远期酸胀感会逐渐消失。

（2）遵照医嘱使用促进血液循环的药物，如迈之灵，其可抑制血清中的溶酶体活性，阻碍蛋白质的代谢，毛细血管的通透性降低，减少体液渗出，有效遏制皮肤组织肿胀而导致的水肿。

（3）术后 1 个月复查。如下肢有突然强烈的酸胀感，或患肢有红肿甚至高热，应及时就诊。

7. 大隐静脉曲张病人术后出院为什么吃迈之灵?

迈之灵是目前比较流行的治疗静脉疾病的口服药，主要成分为七叶皂苷素，对血清中的溶酶体活性具有明显的抑制作用，稳定溶酶体膜阻碍蛋白质的代谢，降低毛细血管的渗透性，对抗渗出，减轻静脉性充血;还可作用于内皮细胞感受器,引起静脉收缩,增加静脉壁弹性和张力,提高血管的强度,增加静脉壁血液回流速度,减少静脉容积,降低静脉压,从而减轻肢体肿胀、疼痛、沉重感等静脉瘀滞症状。不需要长期服用,不会增加病人过多经济负担。

8. 大隐静脉曲张术后溃疡难愈合,怎么办?

可以采用中西医结合治疗,在术后常规治疗基础上进行中药外敷:紫草、半边莲、徐长卿、茯苓、马鞭草、益母草各 30 g,苦参、白鲜皮、野菊花、白话蛇草各 20 g,水煎 400 ml,用无菌纱布进行擦拭。每天一次,每次 15~20 分钟,连续 3~7 天。也可根据病人情况,进行外敷。每天更换一次。紫草、益母草有活血解毒的作用,徐长卿、半边莲有清热利湿的效果,茯苓、白鲜皮可以祛风解毒、除湿化瘀,通过擦拭、外敷患处,可以解决局部淤血问题,并且有效预防溃疡,取得更好的治疗效果。

9. 静脉曲张到底有什么危害?

静脉曲张除了影响腿的美观外,发病初期,病人多有酸胀不适和疼痛,后期受损静脉隆起,扩张迂曲,以小腿大隐静脉为重。病程长者常有皮肤萎缩、脱屑、瘙痒、色素沉着、皮肤和皮下组织硬结,甚至湿疹和溃疡形成,有时可并发出血及血栓性静脉炎。有些病人下肢静脉曲张症状很明显,却没有明显不适,也应该积极治疗,因为随着年纪的增长,静脉曲张引起的并发症会陆续出现,那时再做手术,手术风险也会增大。

10. 哪些人易患静脉曲张?

(1) 从事经常站立工作者:如教师、售货员、礼仪小姐以及需要长久站立的工作人员,由于重力作用,使血液压力较大地作用于静脉瓣,长此以往,使静脉瓣功能受损,血液不能正常回流而发病。

(2) 妊娠妇女:妊娠时子宫增大,压迫髂静脉,引起静脉内压力增高,而发生静脉曲张;同时,妊娠期盆腔内血流量增加,影响下肢血液回流,亦为发病因素之一。

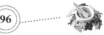

（3）盆腔肿瘤病人：盆腔内肿瘤和肿大的淋巴结压迫髂静脉，引起下肢静脉压增高，易于发生静脉曲张。

（4）老年人及先天性静脉壁软弱者：老年人静脉壁开始退化，瓣膜功能亦减弱；先天性静脉壁软弱者，静脉缺乏弹性，易松弛，静脉内压增大时，管腔扩张，引起静脉瓣闭锁不全，血液向下倒流，静脉压增高，于是静脉先扩大，继而延长弯曲成为静脉结节。

11. 如何预防下肢静脉曲张的产生？

长期从事体力劳动或站立工作的人，最好能经常穿弹力袜保护。对有下肢静脉曲张家族史者，最好能在青少年时期就注意适当锻炼身体，以期增强全身体质，加强静脉管壁，预防静脉曲张。预防静脉曲张的措施如下。

（1）消除可能增加腹压的因素，如慢性咳嗽、便秘等。

（2）改善劳动条件，减轻劳动强度。

（3）避免过度肥胖，减少双下肢压力。

（4）睡觉时将脚微微垫高，促进血液回流心脏。

（5）坐立时抬高下肢或者保持膝关节伸直状态，这样可以有效地降低下肢静脉的压力。建议：坐立时在条件允许的情况下可以将双脚放在另外一只凳子上；睡觉时脚下可以垫高 10 cm。

（6）避免长时间站立或久坐，平常多散步舒展筋骨。长时间保持一种姿势会使得下肢血液回流减少，要通过间断改变身体姿势来确保良好的下肢血液循环。建议：每 30 分钟改变一次身体姿势。有条件的可以在办公室里小走或者简单舒展下肢。

（7）选择鞋跟较低的鞋子和宽松的衣裤，尽量避免穿高跟鞋。

（8）养成规律的运动习惯，适度的锻炼既可以促进血液循环同时也可以保持肌肉张力。建议：每天走路或慢跑 30 分钟。

12. 为什么小腿上的静脉比大腿上的静脉曲张严重？

原来人体的静脉中存在许多静脉瓣膜，能够防止血液倒流。如果这瓣膜失效或缺失，就会引起血液倒流，只聚在静脉中，形成静脉曲张。因为我们在腿部的静脉血必须克服地心吸力向上回流，长期处在高压状态，血液流通如果长期受到干扰，血液就会因为地心吸力停滞在小腿，所以小腿的静脉曲张也最严重。

13. 下肢静脉曲张症状不严重，现在不想手术，吃药能吃好吗？

药物如消脱止、爱脉朗等能较好缓解下肢胀痛及减轻下肢水肿，外敷药能减轻浅表炎症，对下肢静脉曲张有一定的治疗作用，但是不能靠口服或外用什么神奇药物"消除"静脉曲张，如果不愿手术，最好穿医用弹力袜。对于妊娠期妇女、早期轻度静脉曲张病人以及全身情况差、难以耐受手术的病人，医用弹力袜除了能改善静脉曲张的症状，减缓静脉曲张的发展外，还能防止深静脉血栓的形成。虽然弹力袜并不能根治静脉曲张，但它能作为一种对抗疗法，防止曲张加重，并作为其他疗法的辅助治疗。一般使用压力为 $20\sim30$ mmHg。如静脉曲张已扩展到大腿，可穿长腿的弹力袜，如没有发展到大腿，通常膝关节以下使用弹力袜即可获得较满意的疗效。

14. 手术把下肢血管切除了，会不会以后腿上的血液不流通了？

手术切除的是病变的浅静脉，下肢还有一套深静脉系统，肉眼是看不见的，通过这套系统，通过动脉灌注到腿上的血液仍然能回流到心脏。如果深静脉不通畅，曲张的浅静脉是不能切除的。因此，术后不能应用止血药，并且要适当抗凝治疗，以防止深静脉血栓形成，并鼓励病人术后第一天开始就要下床活动。

15. 电视报纸上有许多广告说有什么打针的方法可以治疗静脉曲张，这些消息可信吗？

打针的方法实际上是在曲张静脉内注射硬化剂，它的治疗原理是利用硬化剂对血管内膜的破坏作用，然后通过弹力绷带或弹力袜的压迫，使曲张静脉闭合，最终纤维化吸收，该法的优点是无需住院,治疗费用较低,缺点是不能对大隐静脉主干进行治疗,复发率较高,而且它还有引起皮肤坏死、深静脉血栓的形成等并发症。

目前,我国硬化剂治疗大多局限在一些门诊部进行,治疗者往往不是血管外科专科医师,治疗很不规范,硬化剂仍是很陈旧的鱼肝油酸钠,效果差,复发率高。西方发达国家这方面技术相对较成熟,硬化剂的品种也多,尤其是泡沫状硬化剂的出现,使硬化剂注射的疗效大大增强,副作用相对地减少,在超声引导下甚至可以对大隐静脉主干进行治疗,其复发率大为减少,不失为手术治疗的一个有力补充。

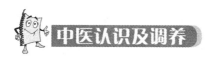

1. 中医如何看待下肢静脉曲张? 饮食上有什么注意事项?

本病多因久立或负重远行,过度劳累,耗伤气血,中气下陷,以致下肢气血运行不畅,气血瘀滞于肌肤,或气阳不足,寒湿凝滞,瘀阻脉络,遂成"恶脉"。或复因损伤(蚊虫叮咬,湿疮,碰伤等),湿热之邪乘虚而入,肌肤溃烂,经久不愈,可发为疮疡,又称臁疮、裙边疮。溃疡发生前患部长期皮肤瘀斑、粗糙,青筋迂曲,溃烂后疮口经久不愈或虽已经收口,每易因局部损伤而复发,故俗称老烂腿。

中医学认为静脉曲张为湿邪下注,瘀血内阻,湿瘀相搏,化热损及脉络所致。应给予具有清热利湿、活血化瘀功效的清淡食品,如丝瓜、黄瓜、西红柿、大白菜、萝卜等。应忌食热性、辛辣刺激性食品,如羊肉、狗肉、鱼、虾、辣椒、大蒜等,并应保持大便通畅。

2. 如何根据静脉曲张病人不同体质进行中医治疗?

(1)气血亏虚型:此型病人表现为患肢乏力,青筋迂曲,伴有面色苍白、神疲、气短、头晕,舌淡,边有齿印,治宜益气行滞,养血活血,常用药物有地龙、当归、丹参、川芎、白芍、党参、黄芪等。

(2)气滞血瘀型:此型病人表现为患肢青筋迂曲,状若蚯蚓,局部有压痛或色素沉着。治宜行气活血,散瘀通络,方药有:莪术、三棱、元胡、川芎、丹参、当归、赤芍、红花、桃仁等。

(3)湿热下注型:此型病人小腿青筋迂曲,局部发痒、红肿、疼痛、破溃,伴滋水淋漓,疮面暗腐,治宜清利湿热,解毒消肿,常用药物有甘草、苍术、茯苓、泽泻、薏苡仁、黄柏、萆薢、生地、紫花地丁、蒲公英、野菊花等。

(4)寒湿凝滞型:此型病人表现为患肢青筋迂曲,微肿,按之凹陷,伴有畏寒怕冷、肢体酸胀、沉重乏力等,治宜温阳利湿,活血通络,治宜温经通脉,活血散寒,常用药物有附子、桂枝、红花、桃仁、吴茱萸、肉桂、川芎、当归、白术、苍术等。

3. 治疗静脉曲张常用中成药有哪些?

气血亏虚型病人可选用补中益气丸,八珍颗粒等以补气升阳,养血活血。气滞血瘀型病人则需理气活血通络,以血府逐瘀胶囊活血祛瘀,行气止痛。对于局部发痒、红肿、疼痛、伴破溃的湿热下注型病人,宜清利湿热,解毒消肿,如四妙丸、萆薢分清丸、防风通圣颗粒等。另外,对于伴有畏寒怕冷、肢体沉重乏力的寒湿凝滞型病人可考虑选用阳和丸、金匮肾气丸等以温阳利湿,活血通络。

对于有破溃的病人,可以外用臁疮膏:制作方法是取轻粉9 g,龙骨60 g,黄丹60 g,当归60 g,独活60 g,羌活60 g为末和匀,香油调备外敷。

4. 下肢静脉曲张可以用针灸治疗吗?

病人平卧,局部常规消毒并以 0.25%～1.25% 普鲁卡因麻醉。调好高频电针,用电针在曲张静脉部位刺治,针距约 1 mm。令针穿透血管前壁,达到后壁,勿伤及健康组织,针刺入深浅要一致,针在血管内停留时间一般为 3～5 秒。提针后如有出血现象,将电针距皮肤约 1 mm 时,便会发生火花放电,对皮肤起烧灼止血和防感染的效果。放电的方式是电针横移动之后再竖移动,将创面织成罗底状,这样可不留或仅留轻微瘢痕。曲张部位长的静脉曲张,可分段刺治;对结节或团状部位,先在结节周围刺治,再在中心刺治。治后,创面须包扎处理(雷夫奴尔纱条敷面上,2 天换药 1 次)。每天针 1 次,6 天为 1 个疗程,疗程间歇 2 天。本法在操作前应作检查,须确定无深、浅组静脉梗阻和血栓,而仅为浅组静脉曲张者方可进行。本法亦不适于有心脑血管疾病或血友病病人。

5. 静脉曲张病人常用的药膳饮品有哪些?

(1)桃仁酒:熟桃仁 30 g(中药店有售),打碎,浸泡于 500 ml 优质白酒(38 度)中,密封置于阴凉通风处,每天摇晃 1～2 次,10 日即可饮用。每次取泡好的桃仁酒 10 ml,佐餐饮用。每天 1～2 次,可用于气滞血瘀型。

(2)玫红饮:在中药店购买玫瑰花 60 g、红花 30 g。每天取玫瑰花 6 g,红花 3 g,加开水冲泡,当茶频饮,喝完可续水,至味淡即可。每天 1 剂,连续 10 天为 1 个疗程。用于气滞血瘀型,有出血及出血倾向者禁用。

(3)牛膝高粱粥:红高粱米 100 g,提前浸泡一个晚上,牛膝 3 g(用纱布包裹),加水适量,一同熬煮至高粱米软烂,去药包,食高粱米。每天 1 次,连续 10 天为 1 个疗程,用于气虚血瘀型。

(4)羊肉桂枝汤:羊肉 500 g(切块),桂枝 6 g(用纱布包裹),食盐、生姜、大葱适量,加水一同炖煮至羊肉熟烂,去药包,吃羊肉喝汤。隔天 1 次。7 次为 1 个疗程,用于寒湿凝滞型。

(5)双豆汤:绿豆 30 g、红小豆 20 g,提前浸泡 4 个小时,加水煮至豆熟烂。食豆饮汤。每天 1 次,连续 7 天为 1 个疗程,用于湿热下注型。

(6)薏米酒:薏米(薏苡仁)50 g,浸泡于 1 000 ml 优质白酒中,密封保存。每天摇晃 1～2 次,7 天即可饮用。每次取薏米酒 10 ml,佐餐饮用。每天 2 次,连续 10 天为 1 个疗程。用于寒湿凝滞型。

6. 中药足浴和艾灸穴位可以治疗下肢静脉曲张吗?

中医认为,下肢静脉曲张多因经久站立负重或先天禀赋不耐,外来损伤、寒湿侵犯,以致经脉不和、气血流行失畅、阻滞经脉,脉络失于通畅,痹阻不通而形成。中药方以独活、威灵仙祛风湿,艾叶、桂枝、川花椒温经散寒,荆芥轻温疏散风邪,川芎活血止痛,共同达到通络散寒止痛之功效。

由于药物加工成粉末易溶于热水中可通过热效应作用于患肢,使患肢皮肤的毛细血管扩张,血液微循环加快。同时,艾灸刺激穴位和反射区,反射区又通过经络传导将药液中的药物离子、药性输布到全身,药物离子较容易被皮肤黏膜吸收入血液循环,活跃的血液循环迅速将药物运送到全身,从而起到疾病治疗的作用。由于治疗过程简便易行,无需手术,有助于局部病变的恢复和炎症的消退,病人亦感觉舒适,因而,中药足浴配合穴位艾灸治疗下肢静脉曲张是临床行之有效的好方法。

配方可以选用独活、艾叶、荆芥、威灵仙、桂枝各 30 g,川芎 20 g,川椒 8 g,共研磨粉碎至细粉末状并分袋包装。取上药溶入全自动足浴机内约 2 000 ml 温水中,调节温控装置 40～45℃并保持温度恒定,浸泡双足,设定时间 30 分钟。泡毕进行穴位艾灸:用艾条灸足三里、三阴交等穴,每次灸 10～20 分钟。上述治疗每天 1 次,10 天为 1 个疗程。

7. 下肢静脉曲张病人日常应如何保养?

散步、慢跑、骑自行车、游泳等运动都是增强肌肉、减少脂肪和培养耐力的好办法。已有静脉曲张的人也能够从运动中受益。最好、最简便的办法是坚持步行,每次 15 分钟,每天 4 次。在条件允许的情况下,下班回家后,将鞋脱掉,赤足或穿拖鞋行走,可以改善足部血液循环,并使足部肌肉得到锻炼。

平日提倡穿平跟鞋,平跟鞋有助于预防静脉曲张,在体育锻炼时则一定要穿有海绵垫的运动鞋或旅游鞋。站立工作者在工间休息时,宜将鞋脱掉,双脚抬高,足部要高于心脏 30 cm 以上,下班回到家中后亦应将双脚抬高 15 分钟,缓解血液对下肢的压力。注意少吃高脂、高糖、高盐食物。

有人有在上厕所时看书报的不良习惯,上厕所时看书报,蹲踞时间长会给下肢静脉增加过多的负担,造成血管内滞血,这种习惯一定要改。通过坚持运动,注意日常生活习惯和良好的工作保护,再加上合理饮食,对下肢静脉曲张具有良好的防止发生及减轻作用。

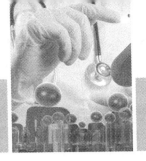

第八章
胃 肿 瘤

　　胃癌是起源于胃上皮的恶性肿瘤,是消化系统最常见的恶性肿瘤。近 20 年来,全球胃癌发病率出现下降趋势,但死亡率变化不明显。我国的每年胃癌新发病数约占全球的1/3,虽然上海、北京等城市胃癌发病率和死亡率均出现下降趋势,但在全国特别是农村仍呈上升趋势。我国胃癌发病有明显的地域性差别,在我国的西北与东部沿海地区胃癌发病率比南方地区明显为高。好发年龄在 50 岁以上,男女发病率之比为 2：1。胃癌的预后与胃癌的病理分期、部位、组织类型、生物学行为以及治疗措施有关。早期胃癌多数病人无明显症状,少数人有恶心、呕吐或是类似溃疡病的上消化道症状。疼痛与体重减轻是进展期胃癌最常见的临床症状。病人常有较为明确的上消化道症状,如上腹不适、进食后饱胀,随着病情进展出现上腹疼痛加重,食欲下降、乏力。根据肿瘤的部位不同,也有其特殊表现。贲门胃底癌可有胸骨后疼痛和进行性吞咽困难,幽门附近的胃癌有幽门梗阻表现;肿瘤破坏血管后可有呕血、黑便等消化道出血症状。腹部持续疼痛常提示肿瘤扩展超出胃壁,晚期胃癌可有锁骨上淋巴结肿大、腹水、黄疸、腹部包块、直肠前凹扪及肿块等症状,同时会伴有贫血、消瘦、营养不良甚至恶病质等表现。

　　胃癌的主要病因：①地域环境及饮食生活因素：胃癌发病有

明显的地域性差别,在我国的西北与东部沿海地区胃癌发病率比南方地区明显升高;长期食用熏烤、盐腌食品的人群中胃癌发病率高,这与食品中亚硝酸盐、真菌毒素、多环芳烃化合物等致癌物或前致癌物含量高有关;吸烟者的胃癌发病危险较不吸烟者高50%。②幽门螺杆菌(HP)感染:胃癌高发区成人 HP 感染率在60%以上,幽门螺杆菌能促使硝酸盐转化成亚硝酸盐及亚硝胺而致癌;HP 感染引起胃黏膜慢性炎症加上环境致病因素加速黏膜上皮细胞的过度增殖,导致局部畸变而致癌。③癌前病变:系指容易发生癌变的胃黏膜病理组织学改变,是从良性上皮组织转变成癌过程中的交界性病理变化,主要包括胃息肉、慢性萎缩性胃炎及胃部分切除后的残胃,这些病变都可能伴有不同程度的慢性炎症过程、胃黏膜肠上皮化生或非典型增生,并可能转变为癌。

胃癌的手术方式主要有 3 种:①根治性手术:以根治为目的的一种手术方式,主要用于胃癌早期肿瘤体积较小、没有出现转移的病人;②短路手术:如果肿瘤不能切除,而有幽门梗阻,可以通过胃空肠吻合术,解除梗阻,以保证病人的进食,从而改善胃癌病人的生活质量,以便于接受其他的治疗;③姑息性手术:对于胃癌晚期出现转移的病人,因局部肿瘤较大无法完整切除的,可以通过姑息性手术以控制病情、改善体质、延长生存期。

胃癌术后需要积极的联合放化疗和中医治疗,从整体上控制病情,防止复发和转移,保证胃癌晚期治疗的顺利进行。

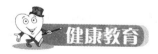

一、饮食指导

1. 胃癌病人术后的饮食应注意什么?

胃癌术后胃的蠕动、贮存及分泌功能发生了不同程度的变化。

为了适应消化道重建的现状,饮食应注意逐渐从稀到稠,从量少到量多,从低热量到高热量,使糖、蛋白质、脂肪的摄入逐渐与机体需要相适应。若术后恢复正常,术后两周后可进食低脂半流质饮食,如稀饭,面条、馄饨等,每天5~6餐。饮食原则:呈半流质状,蛋白质含量达到正常需要量,纤维含量极少,少量多餐。

2. 胃癌术后病人出院后饮食的注意事项?

病人出院后可进食软饭,主食与配菜宜选营养丰富、易消化食物,忌食生冷、油煎、酸辣等刺激及易胀气食物。病人应细嚼慢咽,多食新鲜蔬菜水果,不吃高脂食物、腌制品,适量补充铁剂和维生素,禁忌烟酒,饮食有规律,术后3~6个月后可逐渐根据身体情况恢复到普通饮食。若进食后病人自我感觉无不适,饮食内容以低渣、温和、易消化为原则,少食多餐,避免过甜、过咸、过浓饮食。如果进食后出现恶心、腹胀等症状,应暂停进食;如果出现明显的腹胀、腹痛、呕吐等症状,需及时就医。

3. 胃癌术后化疗病人饮食的注意事项有哪些?

胃癌术后应尽量减轻或消除病人对化疗的恐惧感。在饮食方面经常更换菜肴品种,注意菜肴的色香味调配,千方百计增加病人的食欲。同时,保持足够的蛋白质摄入量,经常吃瘦猪肉、牛肉或鸡鸭家禽。如病人厌油腻,可调整为蛋白质含量丰富的非肉类食物,如奶酪、鸡蛋饼、咸鸭蛋等。尽量避免吃不易消化的食物。多吃煮、炖、蒸等易消化的食物,少吃油煎食物。多吃维生素含量丰富的蔬菜、水果,如芦笋、海藻、蘑菇、西红柿、胡萝卜、莴苣、香蕉、苹果、猕猴桃等。对于食欲不振、消化不良者,应增加健脾开胃食品,如山楂、白扁豆、萝卜、香薷、陈皮等。

4. 胃癌放疗后如何增加营养?

胃癌放疗后,可以多吃一些高蛋白质、高纤维素的食物。高蛋白质的食物如牛奶、鸡蛋、鱼类、肉类、家禽类、豆制品类等;高纤维素的食物如动物的肝脏、胡萝卜、番茄、柠檬、水果等,特别是有抗

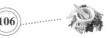

癌效果的食物如西兰花、胡萝卜、香菇、木耳、豆类、麦角、黄花菜、芦笋、甲鱼等。

5. 哪些食物可以预防胃癌?

（1）大蒜：是公认的防癌食物,有明显的抗癌功效。流行病学调查显示,食用生大蒜的人群,胃癌发病率非常低,原因是大蒜能显著降低胃中亚硝酸盐含量,减少了亚硝酸胺合成,因而起了防癌效果。

（2）洋葱：洋葱能降低胃中亚硝酸盐含量,重要的是洋葱中含有一种栎皮素的物质,为天然的抗癌物质。研究显示,经常吃洋葱的人,胃癌发病率比少吃或不吃洋葱的人要少 25%,患胃癌的死亡率也低了 30%。

（3）菌菇类：这类食物包括冬菇、香菇(香菇食品)、金针菇、木耳等。科学家发现,食物中许多菌菇类都含有抗癌物质,能起防癌功效。例如,冬菇中所含的多糖体,抗癌效果非常好。黑木耳、白木耳所包含的多糖体也是一种抗癌的有效物质。菌菇类食物中富含的粗纤维和钙(钙食品)等都有防癌作用,还能提高人体免疫力。

二、运动指导

1. 胃癌病人术后可以锻炼吗,如何锻炼?

胃癌病人术后可以进行锻炼,一般根据心率掌握运动量进行。运动后心率应控制在 85～110 次/分,据此增减运动量,每周 3 次每次 1 小时体育锻炼。锻炼要根据身体情况循序渐进。病人经历手术后,身体素质下降,锻炼和运动是一项长期工程,要循序渐进,不能急于求成。从简单随意开始,循序渐进,运动后不疲劳,感到舒适为宜,既充分活动身体各部分,又不使身体过度疲劳。

2. 胃癌病人进行运动锻炼的意义是什么？

"生命动则不衰，乐则长寿。"康复期的癌症病人进行科学适量的体育锻炼，有双重意义。一方面病人在锻炼中通过人际交往，如病友之间的相互同情和鼓励，以及参加锻炼时所获得的各种积极信息（如成功的经验、规律的生活制度和良好的锻炼环境等），都会对自身的情绪有积极的影响。各种锻炼项目对病人都有特定的心理影响，实际上是一种意念转移法，使紧张、苦闷、孤独的心理松弛下来，从而鼓起战胜疾病的信心，建立一个较为健康的心理状态，消除悲观情绪。另一方面合适的锻炼又能明显改善体质，恢复体力，增强机体的抵抗力，改善病况，可以从身心两方面得到改善，对巩固疗效、促进身体康复有积极意义。

胃癌病人在患病后要加强锻炼，增强体质。体质在疾病的康复中非常重要，无论在放疗和化疗时都需要有较好的体质，否则身体难以耐受。要根据自己的身体状况，开展相应的体育锻炼，如散步、快走、打太极拳等，均可增强体质，提高机体的免疫功能，有利于疾病的恢复。

三、 用药指导

1. 胃癌术后是否需要化疗？

早期胃癌术后复发及远处转移的发生率较低，文献报道小于 5%，故术后一般不需化疗。伴有胃周淋巴结转移的胃癌病人术后复发及远处转移的发生率较高，应给予化疗，并定期随访。胃癌术后，还应尽量配合进行中医调理，服用如人参皂苷等具有免疫调节和抗肿瘤的中药，帮助加快术后恢复，降低术后肿瘤复发转移的风险，尤其是术后准备化疗的病人，则可以在术后尽快服用人参皂苷，调节病人身体的免疫系统功能，用来抵抗化疗药物对身体的损害，减轻病人因化疗所产生的不良反应。

2. 胃癌术后化疗药物的使用方法?

常用的胃癌化疗给药途径有口服给药、静脉、腹膜腔给药、动脉插管区域灌注给药等。常用的口服化疗药有替加氟、优福定、去氧氟尿苷等。常用的静脉化疗药有氟尿嘧啶、丝裂霉素、顺铂、表柔比星、依托泊苷、亚叶酸钙等。近年来替换紫杉醇、草酸铂、拓扑酶抑制剂、希罗达等新的化疗药物陆续用于胃癌。

3. 胃癌术后化疗时如何做好心理护理?

心理护理对疾病和治疗往往起着十分重要的作用。此类病人在心理和躯体上受到双重折磨,尤其是术后化疗的病人大部分都存在心理障碍,特别是大剂量联合化疗的病人,由于化疗反应较重,往往出现疑虑、恐惧、紧张心理,应给予病人安慰、同情、鼓励,并应向其说明化疗的必要性及有关化疗的知识、认识、注意事项、不良反应等,使病人增强战胜疾病的信心,起到积极地配合治疗的作用。

4. 化疗期间为什么要做好重要器官及血象的观察?

术后化疗的病人在开始化疗前一定要了解其各重要器官的功能及损害程度,对于生命体征不平稳,心、肝、肾等重要器官功能不全,白细胞低下之病人应先予以治疗,待身体状况好转后,再行化疗。在化疗中及化疗后及时复查重要脏器的功能及血细胞计数,如有重要器官损害及粒细胞低下者,应及时停止化疗,给予积极对症治疗。

5. 化疗期间出现恶心、呕吐,怎么办?

化疗期间出现恶心、呕吐、厌食、脱发、全身酸软无力是化疗病人最常见的不良反应,故在化疗前应充分向病人解释,让其有一定的心理准备,帮助其克服恐惧心理,保持乐观态度,积极配合治疗。注意进食清淡、易消化的食物,并可预防性地在化疗前给予镇静、止吐药物。大剂量或联合应用止吐药,能有效控制化疗所致的恶心、呕吐,减轻病人的化疗反应。

四、护理及常见问题指导

1. 胃癌病人术后出院,应该注意什么?

胃癌病人手术出院后,应让病人及家属了解胃癌发生的相关因素,指导病人饮食,饮食加工要得当,粮食和食物储存适当,防治与胃癌有关的疾病。饮食要有规律,应少食多餐、进食易消化、少渣软食,忌食生、冷、硬、油煎、酸、辣、浓茶等刺激性及易胀气食物,戒烟酒,以后视身体情况而逐渐正常进餐。出院后1个月内需休息,但可自理生活,2个月后参加轻劳动,3个月后可根据自己情况从事轻便工作。保持心情舒适,避免精神刺激。

2. 胃癌术后出院的病人多久去医院复查一次?

病人出院后应该遵医嘱定期到医院复查:初期每月复查一次,以后每半年复查一次,至少复查5年。若有腹部不适、胀满、淋巴结肿大等表现时,应随时复查。

3. 如何做好胃癌术后病人的心理护理?

胃癌术后化疗根据不同情况一般需要半年以上的时间,这是一个漫长的过程,术后每月一次的化疗往往会使病人感到身心疲惫。良好的心态就是治疗因素,不良的心态则为癌症的"活化剂"。因此,家属在出院后护理病人时,首先要做好心理指导,调动病人的主观能动性,激发其心理潜能。向病人说明只要坚持化疗和护理得当,大部分病情是可以控制的,引用中外文献和具体病例,使病人首先树立战胜疾病的信心。指导病人掌握音乐疗法、行为疗法、放松疗法等自我心理疏导方法,保持情绪稳定、心情愉快。同时,学习有关的卫生保健常识和自我心理平衡技巧,协助病人做好自我护理。

4. 如果出现胃部的不适,怎么判断是不是胃癌?

胃癌的早期症状比较不明显或伴随胃部的不适,包括食后腹

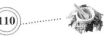

胀、食欲减退等,症状与消化不良、胃炎或胃溃疡相似。如果按照其他胃部不适治疗,症状可能得到暂时的缓解,随着病情的发展出现明显的上腹部疼痛、食欲不振、消瘦、体重减轻和贫血等症状,常见癌肿转移、腹部肿块、黑便、腹水及严重营养不良。病人出现类似症状的时候,应尽快到医院进行相关检查,及时对症治疗。

5. 怀疑是胃癌,一定要做胃镜吗?

医疗机构对胃癌的检查主要依靠胃镜,腹部增强 CT、PET - CT 等检查。在早期肿瘤的诊断上,胃镜是最好的诊断办法。

胃镜检查清晰,可直接观察到胃黏膜的病变,尤其是对隆起、膨胀、溃疡型病变,可同时进行活检,即钳取胃黏膜上的活体组织送病理室检查,进而很快得到明确诊断。行 CT 检查是用于了解肿瘤的侵犯情况,与周围脏器的联系,从而为手术治疗提供重要依据。目前,对肿瘤最佳的诊断标准则是病理学诊断,即对穿刺或者手术切下的肿瘤标本进行组织学检查,用于确定肿瘤的诊断、组织来源以及性质和范围等。一言蔽之:病人切勿按症状对号入座,一切以胃镜后的病理报告为准。

6. 胃癌有癌前病变吗? 主要症状有哪些?

胃息肉、萎缩性胃炎、残胃是患胃癌的高危因素。胃癌的发生是一个多因素、多水平、多阶段的发展过程。早期的胃癌病人,往往没有明显症状,或者只有上腹部不适、不典型的上腹部疼痛、食欲减退、饱胀、嗳气,少数可能会有黑便或呕血。而一旦症状较明显,往往说明胃癌已进入中晚期,主要表现为:不明原因的逐渐消瘦、贫血低蛋白质血症、水肿,可出现持续性上腹痛,有呕血及黑便等。

7. 哪些是胃癌的高危人群? 如何早期发现?

一是有肿瘤家族史的人。在两三代的亲属中,有患过消化系统肿瘤或者其他肿瘤,其患胃癌的概率就会更高。应对方法:比家族中患癌成员的最小年龄提前 10 年左右,做专业的肿瘤筛查,针对胃癌应做胃镜检查,每隔 3 年做一次,具体可根据医生建议。如果家族中患癌成员的最小年龄为 55 岁,那么在 40 岁时就应做第一次胃镜检查。二是有长期吸烟、饮酒,特别爱吃烫食、腌制和烧烤食物、高盐食物等不良生活习惯的人。这些习惯会对胃造成较严重的损伤,应及时调整。三是有胃溃疡、慢性萎缩性胃炎等胃病的病人。患有这些疾病的人要积极治疗,防止疾病进展,并定期去医院复查。

8. 如果有慢性萎缩性胃炎、胃溃疡等疾病,就会患胃癌吗?

有些胃病是胃癌的高危因素,需要引起重视,但有胃病,并不意味着一定会患胃癌。胃溃疡与胃癌明确相关,会加大患癌风险。长期、严重的慢性胃炎,如出现萎缩性改变、有肠化生或不典型增生的人,必须严密观察。在生活中,及时告别不良习惯,戒烟限酒,少吃油炸、高盐腌制食物等。此外,每年要定期看消化专科医生,他们将视你的具体情况,给出做胃镜、用药等具体建议。

9. 幽门螺旋杆菌与胃癌关系有多大?

幽门螺旋杆菌是人类至今唯一一种已知的胃部细菌,它与某种类型的胃癌有一定相关性。如果查出幽门螺旋杆菌是阳性,且合并有慢性胃疾病,如慢性胃炎、胃溃疡等,将来患上胃癌的风险较高,应及时清除。不仅本人应清除,家人也应及时检查,同时清除。

10. 做胃镜很痛苦,没有其他更好的检查方法吗?

检查胃镜如果不采取无痛措施,的确会比较痛苦。目前来看,要想查出早期胃癌,只能通过做胃镜;用其他方式能查出的胃癌,已不是早期,而胃癌的期别,直接影响着治愈率。胃镜的厉害之处在于:它借助一条纤细、柔软的管子从口腔伸入胃中,通过底部镜子一样的探头,医生能直视胃部,将胃看得一清二楚,不放过一点细微变化。胃癌的早期表现非常隐秘,可能跟我们手上长了一个小斑块一样,只是胃黏膜的颜色发生了一点变化。目前的 CT、造影等技术，能扫描出一定直径的胃部病变，但无法捕捉到细小的变化。因此，需要做胃镜的人千万别犹豫。

11. 胃癌诊断有"金标准"吗？治疗胃癌的方法有哪些？

胃镜加病理活检是胃癌诊断的"金标准"，这是定性诊断，随后还要进行分期诊断。手术放疗、化疗、支持治疗等是治疗胃癌的主要手段，其中手术是治愈早期胃癌的主要方法，而多学科综合治疗是目前胃癌最先进的治疗模式。它是基于病人身体状况、病情等综合判定，相应采取最佳治疗方法。

由相关的多科专家，共同为病人制定一套诊疗方案，这对病情复杂的病人来说，非常有必要。如果病人的分期、诊断等非常明确，则按照胃癌的相关规范进行治疗即可。

12. 手术是全胃切除还是部分切除？

这是病人家属经常关心和问及的问题。其实，任何术前检查都不能完全判读出精确的手术方式，肿瘤的位置细微的差异就有可能导致手术方式的改变。例如，过幽门 2 cm，我们就可能需要行十二指肠切除；高于贲门则可能会开胸行近端胃和部分食管切除。具体方式病人及家属没必要完全理解，相信医生会在术中进行合理的判断。肿瘤的手术原则是切缘要距离肿瘤 2～5 cm，不论以何种手术方式，都是以根治性手术为主，对肿瘤进行完全清扫，不要有残留，这是医生最主要的考量。至于没有了胃怎么办也不需要过于担心，胃的功能有限，切除后它的功能会由小肠取代，全胃切除后病人是可以正常饮食的。手术方式在手术前医生会依据检查报告做出初步判断，具体的手术方式只能术中决定。

13. 哪些生活习惯容易导致胃癌？

（1）心态消极、悲观。

（2）常熬夜。

（3）长期食用盐腌食品。

（4）常吃烟熏和油煎食物。

（5）不爱吃新鲜蔬菜和水果。

（6）喝到污染水、吃到发霉食物。

（7）抽烟。

（8）酗酒。

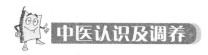

中医学没有胃癌的病名，对其论述分开记载在"胃脘痛""反胃""噎嗝""伏梁""积聚""癥瘕"等疾病中。《金匮要略》谓："朝食暮吐，暮食朝吐，宿谷不化，名曰胃反。"《医宗金鉴》对胃癌的发病原因、临床现象更有详细描述："三阳热结，谓胃、小肠、大肠，三府热结不散，灼炼津液……贲门干枯，则纳入水谷之道路狭隘，故食不能下，为噎塞也；幽门干枯，则放出腐化之道路狭隘，故食入反出，为翻胃也。"中医认为，长期饮食不节，情志失调，劳倦内伤或感受外邪，引起机体脏腑经络功能失常，阴阳平衡失调，出现食积、气滞、血瘀、痰结、邪毒壅滞等一系列病理改变，最终导致癥瘕，形成癌肿。胃癌的病机以脾胃虚弱为本，气滞、血瘀、痰凝、毒结为标。

1. **手术后的胃癌病人进行中医的有效调理有必要吗?**

手术后的胃癌病人通过中医的有效调理，可以延长病人生存时间，对于减少复发率有显著意义，胃癌是本虚标实证，加之手术大伤人体之元气，所以胃癌术后康复治疗，扶助正气，顾护脾胃是康复的必要条件。中医认为，"得谷者昌，失谷者亡"，可见胃气对胃癌术后病人的重要性，所以调理脾胃，增强胃肠功能，促进食欲，使胃气充足，则生机不断，故中药康复治疗胃癌术后病人，对其延长寿命和提高生命质量有重要意义。

2. **胃癌病人化疗后为什么要进行中医调养?**

化疗亦严重耗伤气血，引起红、白细胞及血小板减少，治宜扶助正气、补气养血、滋补肝肾。胃癌术后元气大伤,故首应扶助正气,护卫元气,次以健脾胃为宗旨,脾胃功能再建则机体康复有生化来源,在提高生活质量,及延长生存时间上,脾胃功能健运与否至关重要。对积尚存病人,纯用补剂可促其复发,不补则脾胃已伤,水谷精微无从运化,痰湿等新的病理产物将内生,所以治疗宜消食导滞与化瘀健脾合用。总之,胃癌的康复治疗,在正气未虚时以攻邪为主,以减缓疼痛,正气已虚宜攻补兼施。中医药治疗的可取处是进行整体调治,着重于扶正培本。中药也优于提高机体免疫功能,如促进白细胞、单核巨噬细胞数量的增加,加强吞噬功能,促进淋巴母细胞的转化,增加抗体的生成等,这就调动了机体的抗癌因素。此外,还有一定的促进造血系统和保护骨髓的功用。

3. 胃癌病人如何进行中医调养?

扶正的中草药包括黄芪、女贞子、人参等,所以中药用于胃癌手术切除后,不但能促进病人机体康复,改善肿瘤病人生活质量,还能继续发挥抗癌作用,对降低病死率和提高存活率,都有帮助。由于胃癌的发生发展,本是个因虚致实、因实更虚的恶性斗争过程。因此,在癌肿尚未切除时,其治疗当着重于实证,即以攻击癌肿为主;若癌肿已经切除,虽不等于祸根已全拔,但机体的致命伤已去,它的恶性斗争过程也随之改变,所以与未经手术切除者的治法也有大别。后者当以增强机体免疫代偿能力的扶正药为主。但胃的和降和脾的运化功能也应予以加强和调理。因此,常用生黄芪、绞股蓝、猴菇、女贞子、党参、白术、茯苓、甘草、木香、半夏、麦芽、鸡内金等,这类药不但能促进术后组织创伤的康复,又可提高机体免疫能力,重振正气,也能促进干扰素的产生。

个别病人于手术后幽门功能丧失,可能引起反流性胃炎或倾倒综合征。前者临床表现为呕吐,吐出物为黄色或黄绿色,用温胆汤加味可获改善;后者临床表现为进食后感上腹胀满、恶心反胃、嗳气,继而腹泻,并伴面白汗出、心悸、眩晕,用香砂六君汤加味可获改善。此外,还须调节饮食,少食多餐,细嚼慢吞。尤其是重振正气方面,于癌肿后期或康复期的治疗,不可忽视。必要时亦可加入麦冬、北沙参、石斛,特别是病人兼呈现阴液不足时不可少,温润合用,并行不悖。如到了癌进展期才手术者,须防残留癌卷土重来和癌细胞的远处转移,则抑癌抗癌的中草药,也当随证加入:整体表现有热者,可加蛇舌草、半枝莲、石上柏、石见穿等;表现有痰结者,可加入瓜蒌、浙贝、牡蛎、昆布、海藻等;表现有瘀者,可加入丹参、赤芍、桃仁、肿节风等;表现有肝郁者,可加入白蒺藜、川栋子、八月札等。对胃癌抑制作用较佳的白英、金刚刺、龙葵等都可酌情加入,以加强抗癌功效。

4. 常用中成药有哪些?

(1)平消片:主要药物为马钱子、枳壳、郁金、干漆、五灵脂、白矾、火硝、仙鹤草。功能为活血行气,散结消痰,扶助正气,适用于多种恶性肿瘤。

(2)复方天仙胶囊:由天花粉、威灵仙、人参、黄芪、乳香等组成,功能清热解毒,活血化瘀,散结止痛。主治胃癌、食道癌,注意不可与洋地黄类药物同服。

(3)胃乃安胶囊:主要药物为田七、人工牛黄、珍珠层粉、黄芪。功能益气健脾,活血止痛生肌,适用于胃及十二指肠溃疡、萎缩性胃炎等癌前病变,亦可用于胃癌治疗。

(4)华蟾素:国家级新药,采用科学方法提取干蟾皮中的脂溶性成分精制而成,抗肿瘤超强阻断癌细胞生长和增强肿瘤病人免疫功能的双重作用,增强放化疗效果,解除放化疗毒性,强效止痛,对胃癌、肺癌、肠癌、食道癌、胰腺癌及急性白血病均有非常好的疗效。

(5)肿节风片:口服每次 3~5 片,每天 3 次。或肿节风注射液,每次 4 mg 肌内注射,每天 1~2 次。

5. 胃癌常用饮食药膳有哪些?

(1) 清蒸芦笋

配方:芦笋 150 g,猪瘦肉 50 g,盐、葱、姜各 5 g,味精适量。

制作:①将芦笋一破两瓣,切成 2 cm 长的节;猪瘦肉洗净,切成 2 cm 长的条;葱切段;姜切片;把芦笋、猪瘦肉放入蒸锅内,加入水、盐、姜、葱。②将蒸锅置武火上,蒸 1.5~2 小时即可食用。

食法:每天 1 次,佐餐食用。

功效:补五脏,祛肿瘤。适用于癌症、冠心病、高血压、心脏病、精神不振、易疲劳等症。

(2) 人参茯苓饮

配方:人参、白术、茯苓各 15 g,炙甘草 9 g,红枣 5 颗,姜 10 g,白糖 25 g。

制作:①人参、白术洗净切片,茯苓打粉,甘草切片,姜切片,红枣洗净去核。②以上药物放入炖锅内,加水适量,煮 25 分钟,停火,去渣,在药汁内加入白糖搅匀即成。

食法:每天 1 剂,分 3 次饮完。

功效:补元气,增食欲,止呕吐。对癌症出现在贲门、胃体部病人均可饮用。

(3) 地榆饮:胃癌术后饮食食谱

配方:半夏 25 g,地榆 15 g,白糖 20 g。

制作:①半夏、地榆洗净放入铝锅内,加水适量。②铝锅置武火上烧沸,再用文火煮 25 分钟,停火,过滤,在药液内加入白糖搅匀即成。

食法:每天 3 次,每次饮 150 ml。

功效:消癌肿,止呕吐。对胃癌病人有疗效。

(4) 栀子饮

配方:栀子 15 g,附子 5 g,半夏 40 g,白糖 25 g。

制作:①附子洗净,用水先煮半小时去毒;栀子、半夏洗净,同放附子锅内,加水适量。②锅置武火上烧沸,再用文火煎煮 25 分钟,停火,过滤,在药液内加入白糖搅匀即成。

食法:每天 3 次,每次饮 150 ml。

功效:消癌肿,止呕吐。对各种胃癌有疗效。

(5) 人参红枣鸭

配方:人参、茯苓、白术各 15 g,炙甘草 5 g,红枣 6 颗,鸭 1 只,料酒 10 ml,姜 10 g,盐 6 g。

制作:①鸭宰杀后,去毛、内脏及爪;人参、白术洗净切片;红枣去核洗净,甘草、姜洗净切片,茯苓打成颗粒状。②鸭、药物同放炖锅内,加入料酒、姜、适量水。③锅置武火上烧沸,再用文火炖煮 50 分钟,加入盐搅匀即成。

食法:每天 1 次,每次吃鸭肉 50~80 g,佐餐食用。

功效:补虚损,止呕吐,消癌肿。对胃癌尤佳。

(6) 冬虫夏草炖白鸭

配方:冬虫夏草 20 g,白鸭 1 只,姜 10 g,白酒 10 ml,盐 6 g。

制作:①鸭宰杀后去毛、内脏及爪,姜洗净切片,冬虫夏草用白酒浸泡去泥沙。②冬虫夏草放入鸭腹内,姜拍破同放炖锅内,加水适量。③置武火上烧沸,再用文火炖煮 50 分钟,加入盐搅匀即成。

食法:每天 1 次,每次吃鸭肉 50~80 g,喝汤。

功效:补虚损,消癌肿。对癌症病人有效。

(7) 人参红枣炖猪肚

配方:人参、茯苓、白术各 15 g,炙甘草 5 g,红枣、干姜各 10 g,猪肚 1 个,料酒 10 ml,盐 6 g。

制作:①猪肚洗净;人参、茯苓、白术洗净切成薄片,红枣洗净去核,甘草、干姜切片。②药物放入猪肚内,扎紧口,加入炖锅内,再加水适量,放入料酒。③炖锅置武火烧沸,再用文火炖煮 50 分钟,加入盐拌匀即成。

食法：每天1次,每次吃猪肚50～100 g,佐餐时用。

功效：补气血,消癌肿,增食欲。对各种胃癌尤佳。

(8) 人参黄芩炖水鸭

配方：人参6 g,黄芩、半夏各15 g,黄连3 g,甘草5 g,红枣6颗,干姜15 g,水鸭1只,料酒10 ml,盐6 g。

制作：①以上药物洗净,放入纱布袋内;水鸭洗净,将药包放入鸭腹内,放入料酒、姜、水适量,共放炖锅内。②炖锅置武火上烧沸,再用文火炖煮60分钟,加入盐搅匀即成。

食法：每天1次,每次吃鸭肉50～80 g,喝汤,佐餐食用。

功效：补虚损,消癌肿。对幽门癌病人食用尤佳。

(9) 人参代赭石炖白鸭

配方：人参、代赭石各15 g,半夏10 g,炙甘草5 g,红枣5颗,干姜10 g,白鸭1只,料酒10 ml,盐6 g。

制作：①白鸭宰杀后,去毛、内脏及爪;药物洗净,放入纱布袋内。②药包放入鸭腹内,放入炖锅内加水适量,置武火上烧沸,再用文火炖煮50分钟,加入盐、料酒搅匀即成。

食法：每天1次,每次吃鸭肉50～100 g,喝汤。

功效：补元气,止癌肿。适用于胃癌病人食用。

(10) 甘蔗姜汁

配方：甘蔗1段(约0.5 m),姜30 g。

制作：①甘蔗洗净,切碎,压成汁液去渣;姜洗净,切碎,压榨成汁液去渣。②两种汁液合并,放入瓶内则成。

食法：每天3次,每次吃20 g汁液。

功效：生津,止渴,止呕。对胃癌初期病人饮用尤佳。

(11) 甘蔗姜粥

配方：甘蔗1 m,姜20 g,粳米100 g。

制作：①甘蔗去皮切碎,榨压出汁液去渣;姜切片,粳米淘洗干净。②粳米、甘蔗汁液、姜片同放锅内,加水适量,置武火上烧沸,再用文火炖煮 30 分钟即成。

食法:每天 1 次,每次吃粥 100 g,正餐食用。

功效:生津、养胃,止呕。适用于胃癌病人服用。

(12)鲜牛蒡粳米粥

配方:鲜牛蒡、粳米各 100 g。

制作:①牛蒡洗净,切成 2 cm 厚的块状;粳米淘洗干净。②粳米、牛蒡共放铝锅内,加水适量,置武火上烧沸,再用文火煮30 分钟即成。

食法:每天 1 次,每次吃 100 g 粥。

功效:养胃生津,清热消肿。对胃癌病人食用尤佳。

(13)鲜牛蒡炖白鸭

配方:鲜牛蒡 100 g,白鸭 1 只,料酒 10 ml,盐 6 g,姜 10 g。

制作:①鲜牛蒡洗净,切成 2 cm 厚的块;白鸭宰杀后,去毛、内脏及爪。姜洗净切片。②牛蒡、鸭、姜、料酒同放炖锅内,加入水适量,置武火上烧沸,再用文火炖煮 40 分钟加入盐,搅匀即成。

食法:每天 1 次,每次吃牛蒡、鸭肉 100 g,佐餐食用。

功效:养胃,清热,消肿,止呕。对胃癌病人尤佳。

(14)菱角炖猪肚

配方:薏米 50 g,菱角 100 g,猪肚 1 个,料酒 10 ml,盐 6 g,姜6 g。

制作:①猪肚洗净,菱角洗净,带壳切开;薏米洗净去杂质。②将菱角、薏米、姜放入猪肚内,扎紧口,放入炖锅内,加入料酒、水适量,置武火上烧沸,再用文火炖煮 50 分钟,加入盐搅匀即成。

食法:每天 1 次,每次吃猪肚、菱角、薏米 50~80 g,喝汤。佐餐或单食。

功效:健脾胃,消癌肿、对胃癌病人尤佳。

(15)紫藤榴粥

配方:紫藤榴、诃子、薏米、菱角各 15 g,粳米 50 g,白糖 20 g。

制作：①紫藤榴、菱角、诃子洗净放入铝锅内，加水适量，煎煮 25 分钟，停火，滤去渣，留汁液待用。②粳米、薏米淘洗干净，放入铝锅内，加入水适量，置武火上烧沸，再用文火煮 30 分钟，加入紫藤榴药液和白糖，搅匀即成。

食法：每天 1 次，每次吃粥 50～100 g，正餐食用。

功效：养胃，清热，消肿。对胃癌初期病人食用尤佳。

(16) 木棉树皮炖瘦肉

配方：木棉树皮 1 000 g，猪瘦肉 500 g，料酒 10 ml，盐 6 g，味精 3 g。

制作：①棉树皮(带刺)洗净，切碎；猪瘦肉洗净，切 2 cm 见方的块。②小棉树皮放入铝锅内，加水适量，煎煮 25 分钟，停火，过滤，去渣留药汁液待用。③猪瘦肉、料酒、盐、药液共放炖锅内，置武火上烧沸，再用文火炖煮 40 分钟，加入盐、味精搅匀即成。

食法：每天 1 次，佐餐食用，每次 80～100 g。

功效：补虚损，消癌肿。对胃癌病人有疗效。

宜忌：用本方服用后，病人会大泻，坚持继续服用，可以收到较好疗效。木棉树皮应采用开白花的树皮效果才好。

(17) 高良姜煮鱼肚

配方：高良姜 15 g，鱼肚 50 g，小白菜 100 g，白胡椒粉 15 g，料酒 6 ml，盐 3 g，味精 3 g。

制作：①鱼肚发透，切 4 cm 长、2 cm 宽的条状；高良姜浸泡后切丝，白胡椒打碎成细粉，小白菜洗干净。②鱼肚、高良姜、白胡椒粉、料酒放炖锅内加入水适量，置武火上炖煮 25 分钟，加入盐、味精、小白菜再煮 3 分钟即成。

食法：每天 1 次，每次吃 1 杯，即可佐餐又可单食。

功效：健脾胃，消癌肿。对胃癌病人食用尤佳。

(18) 党参红枣鱼肚汤

配方：党参 15 g，黄芪 30 g，红枣 10 g，鱼肚 50 g，猪瘦肉

100 g,料酒 10 ml,盐 3 g。

制作：①将鱼肚发透,切 4 cm 长、2 cm 宽的条块;猪瘦肉切成 3 cm 长的片;党参切 4 cm 段,黄芪切片,红枣洗净,去核。②鱼肚、猪瘦肉、党参、红枣、黄芪、料酒同放炖锅内,加入适量水,置武火上烧沸,再用文火炖煮 3 分钟,加入盐搅匀即成。

食法：每天 1 次,每次吃 1 杯。

功效：养胃,补气,补血。对胃癌病人、气血两虚病人食用尤佳。

(19) 牛奶竹沥饮

配方：淡竹沥 50 g,鲜牛奶 200 ml,蜂蜜 35 ml,姜汁 15 ml。

制作：①鲜牛奶煮沸。②鲜牛奶、淡竹沥、蜂蜜、姜汁同放奶锅内,置中文火烧沸即成。

食法：每天 3 次,每次饮 50～80 ml。

功效：补益虚损,养胃润肠,暖胃止呕。对胃癌呕吐痰涎饮用尤佳。

(20) 砂仁菱角附子汤

配方：附子、砂仁、干姜各 15 g,菱角 100 g,猪瘦肉 250 g,料酒 10 ml,姜 10 g,盐 3 g。

制作：①附子放入炖锅内,先煮沸 30 分钟待用。②干姜、姜切成片,洗干净;猪瘦肉洗净切成薄片,菱角洗净切成两半;砂仁打粉。③猪瘦肉、菱角、干姜、姜、砂仁粉、料酒、附子同放炖锅内,加水适量炖煮半小时,加入盐搅匀即成。

食法：每天 1 次,佐餐食用。

功效：化湿开胃,温脾。

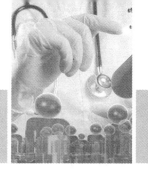

第九章
大 肠 肿 瘤

　　大肠肿瘤是常见的恶性肿瘤,包括结肠癌和直肠癌。大肠肿瘤的发病率从高到低依次为直肠、乙状结肠、盲肠、升结肠、降结肠及横结肠,近年有向近端(右半结肠)发展的趋势。发病年龄趋老年化,男女之比为1.65:1。大肠肿瘤的发生与高脂肪低纤维素饮食、大肠慢性炎症、大肠腺瘤、遗传因素和其他因素(如血吸虫病、盆腔放射、环境因素、吸烟)等有关。大肠肿瘤早期无症状,或症状不明显,仅感不适、消化不良、大便潜血阳性等。随着癌肿发展,症状逐渐出现,表现为大便习惯改变、腹痛、便血、腹部包块、肠梗阻等,伴或不伴贫血、发热和消瘦等全身症状。肿瘤因转移、浸润可引起受累器官的改变。大肠肿瘤因其发生部位不同而表现出不同的临床症状及体征。

　　大肠肿瘤以手术治疗为主要治疗方法,包括根治性手术切除术和姑息性手术治疗两大类。大肠肿瘤的治疗首先强调手术切除,并注重联合术前化疗、放疗等综合治疗以提高手术切除率,降低手术后复发率,提高生存率。大肠肿瘤病人经外科手术后,往往机体气血大伤、气虚乏力,术后的调养要以健脾益气、醒脾开胃、宁心敛汗、调节阴阳、增强机体抗病能力为主要目的。结肠癌术后病人的日常康复也很重要,可为后续的治疗提供良好的保障。

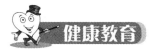

一、饮食指导

1. 结直肠癌病人术后饮食的注意事项有哪些?

结直肠癌病人的术后饮食要多样化,不偏食,不挑食,不要长期食用高脂肪高蛋白的饮食,常吃富含维生素的新鲜蔬菜及防癌食品,如西红柿、深绿色和十字花科蔬菜(芹菜、莞荽、甘蓝、芥菜、萝卜等)、大豆制品、柑橘类水果、麦芽及麦片、葱、蒜、姜、酸奶等。

2. 大肠肿瘤术后要遵循的饮食规律是什么?

(1) 术后禁食 3~4 天,等肠功能恢复,如排气(人工肛门病人有气泡从造口溢出后),可进流质饮食,选择的食物应易消化并富含营养,如菜汤、米汤、藕粉等。宜少食多餐,每 2~3 小时进食一次,每天 6~7 餐。

(2) 一般术后一周可进半流质饮食,选择富含蛋白质、低纤维素的食物,如面条、稀饭、馄饨等,也应少量多餐,每天 5~6 餐。

(3) 两周后可进食易消化的少渣普食,以减轻肠道负担。

3. 对肠道刺激性强的食物有哪些?

如生冷或未完全煮熟的食物,含酒精类的饮料,易产气的食物如洋葱、地瓜、椰菜、豆类、萝卜等,易产生臭味的食物如洋葱、鸡蛋、葱、虾等,难消化并易造成梗阻的食物,如柿子、葡萄干、干果、核桃及油煎食物等,易引起稀便的食物如咖喱、咖啡、蒜头及香精等。这些食物对肠道的刺激较大。

4. 大肠癌病人的膳食原则是什么?

（1）结肠、直肠癌病人多有反复发作、迁延不愈的腹泻,消化能力弱,故应予以易于消化吸收的食物。

（2）结直肠癌病人多有便中带血,晚期病人常大量便血,故应少服或不服刺激性和辛辣的食物。

（3）主食可以粥、面条等半流质饮食为主。

（4）病人多有食欲不振、恶心,甚至呕吐等症状,故宜摄取清淡饮食,切忌油腻。

（5）结直肠癌晚期病人久泻、便血、发热,大量营养物质和水分丢失,身体消瘦,体重减轻,气血两亏,可服富有营养的滋补流质药膳。

5. 想要预防大肠癌该怎么吃?

（1）食品多样化。食谱广泛不仅可满足机体所需的各种营养素,而且还能抑制有害致癌物质。食用含有足够淀粉和纤维素的食物,如多吃水果、蔬菜、干豆、全谷类食品、豆类及其制品。增加淀粉和纤维素的摄入量,这样可降低结肠癌和直肠癌。

（2）喝含酒精的饮料一定要适量,喝酒多有损健康,口腔、咽喉、食管和肝脏的癌与喝酒过量有关,喝酒多,同时又抽烟患癌症的危险性更大。

（3）避免过多胆固醇的摄入。低脂肪饮食可以减少患乳腺癌、前列腺癌、结肠癌和直肠癌的危险性。

二、 运动指导

1. 大肠癌病人术后如何进行适当运动?

（1）根据心率掌握运动量,运动后心率应控制在 85～110 次/分,据此增减运动量,每周 3 次每次 1 小时体育锻炼。

（2）根据身体情况循序渐进:病人经历手术后,身体素质下降,锻炼和运动是一项长期工程,要循序渐进,不能急于求成。从简单随意开始,循序渐进,运动后不疲劳,感到舒适为宜,既充分活动身体各部分,又不使身体过度疲劳。

2. 适合大肠癌病人的体育运动有哪些?

病人通常已经经历过较大的手术,手术中开腹,有时还需安置人工肛门。这些当然会在一定程度上限制体育运动。原则上要注意:不要提重物,放弃高强度的身体负荷。手术创口在内部痊愈了以后,体育运动才没有了障碍。

对于肠癌病人,非常适合的是适度的耐力运动,如骑自行车、游泳、徒步及健走。不推荐网球、高尔夫和其他球类运动,因为这些运动要求很强的躯体旋转,不是协调性的制动运动。在交叉臂力器上,可以在脊柱或关节无负荷的情况下,很好地强健心血管系统和整体肌肉组织。这种器械的另一个优点是可以在家或健身中心进行训练,而且可以随时去上厕所。这一点对于户外运动来说,也是非常重要的,因为很多病人有腹泻或排便较频繁的症状,所以要注意附近都必须有厕所。此外,在一天内充足、均匀地分次喝水,对于所有的肠癌病人来说,是极为重要的。作为耐力训练的补充,还需要小心地强健腹部肌肉组织,将这种训练与背部锻炼相结合。开始锻炼前,一定要去运动医学医师、理疗医师那里或去有资质的健身中心做一个力量测试,确定你可以做什么和做多少,制定适合个体的训练计划。然后,可以非常缓慢地开始,小心地伸展治愈的组织。避免所有突击性的、牵拉性的运动,确保伤口不受负担。慢慢地增加训练等级和重量,控制好呼吸:紧张时呼气,放松时吸气。

三、 用药指导

1. 大肠癌术后用药指导有哪些?

(1) 遵医嘱按时、按量、准确给药。对于晚期肠癌难以控制的疼痛,应尽可能在痛前给药。

(2) 使用化疗泵者,予以深静脉置管避免静脉炎的发生。

(3) 口服化疗药者,应饭后半小时服用以减少胃肠道不良反应,并定期检查血象观察有无白细胞下降及血小板减少。

2. 大肠癌术后化疗可选用的药物有哪些?

常用药物:奥沙利铂、氟尿嘧啶、卡培他滨。推荐化疗方案有5FU/CF(5-氟尿嘧啶+四氢叶酸)、卡培他滨、FOLFOX 或FLOX(奥沙利铂+氟尿嘧啶+四氢叶酸)或 CapeOx 方案(奥沙利铂+卡培他滨),化疗疗程为 6 个月。结直肠癌术后辅助化疗,口服氟尿嘧啶类与单药 5FU 疗效相当。目前,推荐 FOLFOX 用于Ⅲ期和高危Ⅱ期结肠癌术后辅助化疗,不推荐伊立替康用于结直肠癌术后的辅助化疗,不推荐分子靶向药物作为首选。

四、 护理及常见问题指导

1. 大肠癌术后早期护理

大肠癌的术后护理对于刚做完手术病人要十分注意。

(1) 观察结肠癌病人的生命体征及病情变化,观察伤口渗血情况。

(2) 术后禁食、胃肠减压至肛门或人工肛门排气后可进食。饮食应循序渐进。

(3) 保持引流通畅,并遵医嘱定时冲洗引流管。

(4) 长期置尿管者,应每日清洗尿道口,预防尿路感染。

(5) 保持造瘘口周围皮肤清洁干燥,可涂用氧化锌软膏或紫草油。

(6) 做好大肠癌人工肛门的护理。手术后早期睡眠宜采取侧卧位,使人工肛门的一侧在上,这样可避免粪便污染伤口而引起感染。人工肛门周围的皮肤应保持清洁,每次排便后,用温水擦洗干净,并涂以凡士林软膏,以保护皮肤。定时用手指带上指套扩张人工肛门,当大便变细时,扩张更为需要。

2. 术后应给予病人怎样的心理指导,减轻病人的疼痛?

(1)疏导、解除结肠癌病人生理、心理改变的担忧,必要时可用成功的病案为例与病人交谈,增强其信心。宁静、温馨的家庭气氛,有利于病人的休息。家庭成员之间要和睦相处,关系融洽。每一位家庭成员都要毫无怨言地给予病人无微不至的关怀,悉心照顾病人的饮食起居。

(2)减轻手术后的伤口疼痛:避免牵扯伤口,教导病人咳嗽时先按压伤口处,以免牵拉引起疼痛;术后鼓励多翻身及尽早下床活动,减轻腹胀引起的不适;按医嘱给予止痛剂。

3. 大肠癌病人造口应如何护理?

低位直肠癌病人行腹会阴联合切除术(Miles术)后,改变了原有正常的生理排便方式,需要终身使用人工肛门。某些结肠癌病人因术中Ⅰ期行肠道吻合风险较大,须先行肠道改道术,待第一次手术后半年左右再行肠道Ⅱ期吻合术。对于低位直肠癌以及肠道改道的结肠癌病人,术后造口的护理就尤为重要。

(1)防止人工肛门口狭窄,手术后第2周开始,病人要学会自我扩肛,戴上乳胶手套,食指涂上液状石蜡油或食用麻油,轻轻伸入人工肛门口内,通过狭窄环,然后轻轻转动手指,1～2分钟后退出,每天2次,保持大便如食指粗细为宜。因为成形粪便通过人工肛门时有一定的扩张作用,可防止肛门口狭窄。如果出现了腹泻,应及早治疗。

(2)注意饮食的调理,保持粪便成形,养成定时排便的习惯,三餐定时定量,尽量不吃零食,饮食以少渣、高营养物为主,少食奶油、猪油制品。吃绿叶蔬菜也要适量,菜量太多会造成肠道蠕动增加,改变排便规律,大便不好控制。每天早晨起床后即饮温开水一杯,以促成早饭后半小时左右粪便排出,这样,约半年左右能达到人为的大便半控制状态。

（3）保护好肠黏膜和肛周皮肤，人造肛门口的肠黏膜稍高于周围皮肤，容易受摩擦刺激，出现出血、水肿和糜烂。平时内裤应宽松，裤腰的松紧带不可压迫在人工肛门口上，外裤最好是背带裤。保持好肛周皮肤的清洁，每天用温水轻轻擦洗肛周皮肤，尤其是排便后要立即清洗，擦干后，扑撒爽身粉或滑石粉。洗澡应采取洗淋浴，避免脏水进入到人工肛门内。

（4）正确使用集粪袋，注意袋口松紧适度，切勿压迫肛门口，裤腰带应系在袋口之上，每次排便后换一个集粪袋。在家时如情况许可，可以取下集粪袋，有利于人工肛门的透气和干燥。

4. 常见造口并发症是什么及如何处理？

大肠癌术后造口常见的并发症有造口出血、造口周围皮肤病、造口狭窄、造口旁疝等。

（1）造口出血时可外敷云南白药，尽量避免用干纸擦拭造口黏膜，必要时可用水洗。如出血较多需及时就医。

（2）造口周围皮肤病多为粪便外溢刺激局部皮肤，或是周围皮肤与造口袋接触后过敏所致。表现为局部皮肤皮疹、溃疡和红肿等。此时应彻底清洁造口周围皮肤，外敷氧化锌软膏或如意金黄散等，也可使用凡士林纱布覆盖造口处皮肤。同时正确使用造口袋，避免排泄物外漏等。

（3）造口狭窄常见病因是造口结肠浆膜炎导致造口处缩窄，或是因为切口感染等引起瘢痕增生所致。轻度狭窄可经手指扩张造口解决，具体做法是戴上手套根据造口狭窄程度选用粗细合适的手指，缓慢伸入造口 4～5 cm，每次 15～20 分钟，每天 1～2 次，坚持 2 个月左右狭窄可有效缓解。此外，病人可张口呵气，防止腹压增大。对于瘢痕增生引起的狭窄，或是经上述方法无效的造口狭窄，建议及时到医院诊治，以免延误病情。

（4）造口旁疝多见于老年病人，多因腹壁强度减弱及腹压持续增加所致。病情初期表现为造口周围肿块,之后逐渐增大,并在站立、行走、咳嗽时出现,平卧位或用手将肿块向腹腔还纳后消失。用手按压肿块,并咳嗽时可有膨胀性冲击感。在病情早期,若症状较轻,可于腹部用弹力绷带,减轻脏器疝出的症状。若症状继续进展,则应及时到医院诊治。

5. 术后如何定期复查?

出院后应按时去医院接受放疗、化疗,结肠癌、直肠癌病人再患大肠癌的机会要比正常人高 3 倍,因此术后一定要定期复查。2年内每 3 个月复查 1 次,2 年后改为半年 1 次。

6. 大肠癌在我国发病率和死亡率如何?

最新公布的《2015 中国肿瘤年报》显示,在城市地区,结直肠癌的发病率已经攀升到第 3 位,死亡率排在第 4 位。

7. 结直肠癌早期有哪些症状? 早期筛查有哪些方法,筛查率如何?

一般来说,结肠癌早期并没有特别明显的症状,可能会有诸如大便带血、腹胀、大便习惯改变等。直肠癌的早期症状中最常见的是便血,大便习惯明显改变,大便变细等,但这些症状很容易被病人误认为痔疮而疏于检查,贻误病情。

早期筛查有 3 种方法:一是肛门指检、大便潜血检查;二是肠镜检查;三是肿瘤标志物 CEA 和 CA199。目前我国结直肠癌早期筛查率极低,国内超过 60% 的病人确诊时已属于中晚期。

8. 大肠癌的高危人群有哪些?

随着经济及社会的变化,人们的生活方式越来越接近西方,日常生活中运动越少,高热量食物尤其肉类食物摄入量大增,而高营养、高蛋白质的饮食以及缺少运动是大肠癌的重要因素。50 岁以上中老年人,因为年纪越大,暴露在各种不良环境因素下的机会积累也就越多,导致基因出现变化,罹患癌症的风险也更高。大肠癌还存在着明显的遗传特征,有 20%～30% 的结直肠癌有家族遗传史。

9. 诱发大肠癌的 4 种常见原因。

（1）肠道疾病因素：慢性肠炎，特别是溃疡性结肠炎与结直肠癌关系密切，结直肠腺瘤更是大肠癌的首要相关疾病。此外，约 $10\%\sim15\%$ 的晚期血吸虫病人并发大肠癌。

（2）饮食因素：高脂肪、高蛋白质、高能量和低纤维素饮食是结直肠癌的高发因素。这主要是上述饮食有较多的致癌物质产生，而由于低残渣致使肠道运动减少，排便较少，进一步浓缩作用于肠道黏膜，致使癌变。有研究表明，胡萝卜素、维生素 B_2、维生素 C、维生素 E 均能降低结直肠癌的发病相对危险度，维生素 D、钙、葱和蒜类食品则具有保护作用，少食煎、熏、烤、炸的肉类食品和腌制食品。

（3）遗传因素：如家族中有一位直系亲属患大肠癌，其直系亲属患大肠癌的概率超过正常人群 3 倍；如家族中有人患有腺瘤病、遗传性非腺瘤病性结直肠癌，家族成员的患病概率也会有所上升。

（4）有部分研究提示，大肠癌与肥胖关系密切。

10. 目前大肠癌的治愈情况如何？

大肠癌的治愈率与发现时机有密切关系。如果能在早癌阶段或Ⅰ期发现实体肿瘤或结直肠癌病变，手术切除后，治愈率可达到 90% 以上；Ⅱ期病人结直肠癌转移概率为 $40\%\sim50\%$，一般根据病人临床病理表现可以分为术后高危和低危人群；而如果病人在Ⅲ期甚至之后被发现，术后复发或转移概率超过 70%。

11. 大肠癌转移后如何治疗，生存期有多长？

结直肠癌有较高的复发和转移率，且肝转移最为常见，其次还有肺部和淋巴结转移。许多发生肝转移的晚期结直肠癌病人在根治手术后仍会出现复发，如果不积极治疗，平均生存期只有数月。如果发生转移后，肝脏的病灶数量较少，且没有其他脏器转移，仍有 20% 的治愈概率，可以通过分子靶向治疗、放化疗等手段控制癌细胞的生长,减少癌细胞繁殖。治疗得当,转移后病人生存期最长能超过 30 个月。未来理想的情况是,结直肠癌能够和高血压等慢性疾病一样,病人能够"带癌生存"。

中医认识及调养

中医虽没有大肠癌一名,但在 2 000 多年前就已初步认识了大肠癌的病因病机,此后历代医学从不同侧面对本病的认识和治法作了进一步的探索和补充,至明清时,中医学对此病的认识更趋全面。明朝张景岳认为,"凡脾肾不足产后虚弱失调之人多有积聚之病"(《景岳全书·积聚》)。清朝王肯堂则言,"又有生平性情暴急,纵食膏粱,或兼补术,蕴毒结于脏腑,火热流注肛门,结而为肿"(《外科正宗·脏毒论》),从情志、饮食等方面阐明了大肠癌的成因。综合诸医家的论述,一致认为本病的发生多因饮食不节、忧思抑郁、久泻久痢、劳倦体虚、感受外邪、湿毒蕴结等因素引起。此等因素致脾胃受损,水谷精微不能运化输布,以致湿浊内生。加之五脏虚衰(尤以脾肾虚弱为主),正气不足,易受外邪,邪毒滞肠道,日久积聚成块,肿块阻塞肠道,排便艰难或粪便变细变形;湿毒久蕴,化热灼伤血络,则见便血;热毒炽盛,肉腐络伤,则便下脓血,或如鱼胨状,恶臭难闻;久泻久痢,肾阳不足,不能温运脾阳,以致脾肾阳虚。久病累及肝肾,精血亏虚,出现肝肾阴虚,终至神离气脱,阴阳离决。中医认为正气不足,湿毒瘀结为结肠癌的基本病机,其中心环节是湿热,并由湿热进一步演化而为热毒、瘀毒蕴结于肠中,日久形成结块。传统医学认为,早期结肠癌治疗应以清热利湿、化瘀解毒为基本原则。病至晚期,正虚邪实,应当根据病人所表现的不同证候,结肠癌治疗应以补虚为主兼以解毒散结。

1. 不同体质的病人如何进行中医调养?

大肠肿瘤是常见恶性消化道肿瘤,近 30 年来我国大肠肿瘤发病率不断上升。治疗大肠肿瘤的方法,似乎离不开"老三篇":手术、放疗、化疗。然而,这些大肠肿瘤治疗方法都有其局限性和不彻底性。专家认为,在西医治疗大肠肿瘤的过程中,根据病情程度,发生部位,充分发挥中医治疗大肠肿瘤的优势,灵活运用辨证与辨病相结合、内服与灌肠、中药汤剂与中成药相结合的大肠肿瘤治疗方法,有助于提高疗效。中医治疗大肠肿瘤的基本原则,正气不足,湿毒瘀结为大肠肿瘤的基本病机,其中心环节是湿热,并由湿热进一步演化而为热毒、瘀毒蕴结于肠中,日久形成结块。传统医学认为,早期大肠肿瘤治疗应以清热利湿、化瘀解毒为基本原则。病至晚期,正虚邪实,应当根据病人所表现的不同证候,大肠肿瘤治疗应以补虚为主兼以解毒散结。

(1) 湿热蕴积型。口干口苦,或伴发热、恶心等症。舌质红,苔黄腻,脉滑数。治法:清热利湿。

方药:槐角地榆丸或清肠饮加减。槐角 12 g,地榆 12 g,生苡仁 30 g,银花 12 g,木香 6 g,川连 6 g,苦参 15 g,仙鹤草 30 g,白花蛇舌草 30 g,归尾 9 g,积壳 9 g,败酱草 30 g。

(2) 脾肾亏虚型。主证:腹痛隐隐,腹部肿物渐大,久泻久痢,便下脓血腥血,形体消瘦,面色苍白,声低气怯,纳呆,腰膝酸软,畏寒肢冷,舌质淡胖暗晦,苔白,脉沉细。治法:健脾固肾,消症化积。

方药:参苓白术散合四神丸加减。党参 15 g,炒白术 12 g,云苓 15 g,生薏仁 30 g,陈皮 6 g,罂粟壳 6 g,肉豆蔻 9 g,淡吴萸 6 g,野葡萄藤 30 g,方儿茶 12 g,五倍子 12 g,北芪 20 g。

(3) 瘀毒型。主证:下腹疼痛,痛有定处,大便带脓血黏液,或里急后重,或大便溏细,舌质暗红或有瘀斑,苔薄黄,脉弦数。治法:化瘀解毒。

方药:隔下逐瘀汤或桃红四物汤加减。当归 9 g,赤芍 12 g,

桃仁 9 g,红花 9 g,木香 6 g,川连 6 g,红藤 15 g,白头翁 30 g,三棱 12 g,莪术 12 g,枳实 12 g,八月札 30 g。

大肠癌临床上往往见病程迁延难愈,证候错综复杂,寒热虚实兼夹。其病因病机与"脾虚""湿毒内阻"关系最大,临证时须抓住其疾病之本质,分清标本虚实,健脾益气,化湿解毒为其基本治则。根据病情程度,疾病之发生部位,充分发挥中医中药的治疗优势,灵活运用辨证,尤其是中药清肠消瘤汤在临床上的应用,可以起到极佳的效果。

2. 常用中成药有哪些?

（1）艾舒坦：每日 2 次,30 天为 1 个疗程。科学实验证明,艾舒坦不但具有抑制癌细胞增殖、抑制致癌活性,诱发、诱导癌细胞分化凋亡,抗肿瘤侵袭和转移,逆转肿瘤耐药性的抗癌、防癌作用,还可以提高化疗的效果、克服化疗的毒副作用,增强机体免疫功能,全面恢复病人体质。

（2）抗癌片：主要成分为牛黄、三七、琥珀、黄连、黄柏、黄芩、贝母、陈皮、丹药等。每片内含丹药 0.03～0.05 g。每次 1 片,每天 2～3 次,饭后服,1 个月为 1 个疗程。服药后少数病人可引起口腔炎,减量或暂停服数日即能自愈;同时服药期间禁食鸡肉、鲤鱼、牛肉、母猪肉,少吃葱、蒜及少饮浓茶。具有清热解毒、化湿消肿作用,适用于大肠癌湿热偏盛者。

（3）抗癌乙丸：主要成分为黄柏、草河车、山豆根、败酱草、白鲜皮、夏枯草。每丸 6 g,每次 1～2 丸,每天 2～3 次,温开水送服。具有清热解毒,软坚消肿作用,适用于大肠癌。

（4）复方半枝莲丸：主要成分为半枝莲、山豆根、露蜂房、山慈菇等,每次 15～30 丸,每天 3 次,饭后服。具有清热解毒、消肿散结作用。

3. 常用的饮食药膳有哪些?

众所周知,食疗在癌症病人的治疗与术后保健中发挥了越来

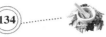

越重要的作用。以下 10 款药膳对大肠癌的病情起到一定的缓解作用。

（1）茯苓蛋壳散

做法：茯苓 30 g，鸡蛋壳 9 g。将茯苓和鸡蛋壳熔干研成末即成。每日 2 次，每次 1 剂，用开水送下，此药膳具有蔬肝理气作用，腹痛、腹胀明显者可选用，另外还可选用莱服粥。

（2）鱼腥草莲子汤

做法：鱼腥草 10 g，莲子肉 30 g，以上药用水煎汤即成。每日 2 次，早晚服用，具有清热燥湿，泻火解毒，里急后重者宜用。

（3）藕汁郁李仁蛋

做法：郁李仁 8 g，鸡蛋 1 只，藕汁适量。将郁李仁与藕汁调匀，装入鸡蛋内，湿纸封口，蒸熟即可。每天 2 次，每次 1 剂，具有活血止血，凉血，大便有出血者可选用。

（4）荷蒂汤

做法：鲜荷蒂 5 个，如无鲜荷蒂可用干荷蒂替代，冰糖少许。先将荷蒂洗净，剪碎、加适量水，煎煮 1 小时后取汤，加冰糖后即成。每天 3 次，具有清热、凉血、止血作用，大便出血不止者可用此膳。

（5）瞿麦根汤

做法：鲜瞿麦根 60 g 或干根 30 g。先用米泔水洗净，加水适量煎成汤。每日 1 剂，具有清热利湿作用。

（6）木瓜炖大肠

做法：木瓜 10 g，肥猪大肠 30 cm。将木瓜装入洗净的大肠内，两头扎紧，炖至熟烂，即成。饮汤食肠，此膳具有清热和胃、行气止痛的功效。

（7）桑葚猪肉汤

做法：桑葚 50 g，大枣 10 枚，猪瘦肉适量。桑葚加大枣、猪肉和盐适量一起熬汤至熟。经常服食，具有补中益气作用，下腹坠胀者可用此方。

（8）菱薏藤汤

做法：菱角 10 个，薏苡米 12 g，鲜紫苏 12 g。将紫苏撕成片，再与菱角、薏苡仁用水煎汤即成。每天 3 g，具有清热解毒，健脾渗湿作用。

（9）大黄槐花蜜饮

做法：生大黄 4 g，槐花 30 g，蜂蜜 15 g，绿茶 2 g。先将生大黄拣杂，洗净，晾干或晒干，切成片，放入砂锅，加水适量，煎煮 5 分钟，去渣，留汁，待用。锅中加槐花、茶叶，加清水适量，煮沸，倒入生大黄煎汁，离火，稍凉，趁温热时，调拌入蜂蜜即成。早晚 2 次分服。具有清热解毒，凉血止血的功效。本食疗方适用于大肠癌病人引起的便血，血色鲜红，以及癌术后便血等症。

（10）肉桂芝麻煲猪大肠

做法：肉桂 50 g，黑芝麻 60 g，猪大肠约 30 cm。猪大肠洗净后将肉桂和芝麻装入大肠内，两头扎紧，加清水适量煮熟，去肉桂和黑芝麻，调味后即成。饮汤吃肠，此膳外提中气，下腹坠胀、大便频者可选用。

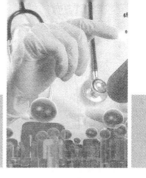

第十章
尿　石　症

　　泌尿系结石是指在泌尿系统管腔内形成的结石,称尿石症,包括肾结石、输尿管结石、膀胱结石及尿道结石。按尿路结石所在的部位可分为上尿路结石和下尿路结石。上尿路结石是指肾和输尿管结石,下尿路结石包括膀胱结石和尿道结石。结石成分主要是一些溶解度极低的体内代谢产物,如草酸钙、磷酸钙、尿酸、磷酸镁铵、胱氨酸等。临床表现为腰腹绞痛、血尿,或伴有尿频、尿急、尿痛等泌尿系统梗阻和感染的症状,既可以表现为阵发性的剧痛,也可表现为持续性的隐痛。疼痛时还常伴有恶心、呕吐、消化不良,常常被误诊为其他急腹症。

　　为了把这些代谢产物排出体外,机体必须通过肾脏产生足够量的尿液,并将其经过输尿管、膀胱、尿道(统称为尿路)排出体外;另一方面,为了保持体内足够的体液,肾脏又必须重吸收尿液中的部分水分,使尿液充分浓缩。当尿液的浓度超过一定的过饱和度时,某些代谢产物就会在肾脏形成结晶并沉淀下来。短时间的尿液浓缩并无大碍,但若尿液经常处于过饱和的状态,沉淀下来的结晶就会逐渐增大,最后形成结石。小的结石可以自行排出体外,大的结石往往需要手术治疗,包括开放手术及微创手术,如体外冲击波碎石和手术治疗。排石治疗适用于直径小于 0.6 cm 且表面光滑,下尿路无梗阻、结石停留少于 2 周的结石;腔镜碎石及体外冲击波(ESWL)术后辅助治疗。ESWL 适用于肾结石直径小于 20 mm、输尿管结石小于 10 mm,且质地不太硬、密度不太高的结石,注意较大的结石碎石后可能形成"石街"。输尿管镜碎石术适用于中下段输尿管结石。输尿管镜联合体外震波碎石:适用于输尿管上段及肾结石。经皮肾镜钬激光碎石术,适用于输尿管上段、梗阻较重的结石及结石直径大于 2.5 cm 的复杂性肾结石。

对于非手术治疗的病人,建议治疗时多饮水,每日饮水量 2 500 ml 以上,保持每日尿量大于 2 000 ml。大量饮水配合利尿解痉药物有利于小结石的排出。加强运动:选择跳跃性运动如跳绳、蹦台阶等可促进结石排出。肾绞痛发作时,可给予解痉止痛药物治疗。观察每次排出的尿液,有无结石排出。当疼痛不能被药物缓解或结石直径大于 6 mm 时,应考虑采取外科治疗措施。治疗过程中注意有无合并感染,有无双侧梗阻或孤立肾梗阻造成的少尿,如果出现这些情况需要积极的外科治疗,以尽快解除梗阻。

在排石治疗出院后,由于饮食与尿石形成有密切的关系,尿石症病人应对自己的饮食给予更大的关注,特别提倡多饮水。肾结石病人碎石后要卧床休息 1~3 天并逐渐加大活动量。碎石后排尿时应注意收集尿液,及时了解碎石效果。很多尿石症病人错误地认为结石排出就大功告成,可以高枕无忧了。有的病人甚至很长时间都不到医院去进行检查,结果结石复发,甚至造成严重的肾积水、肾积脓,最终失去一个肾脏;有的病人原来的结石并不大,碎石后残留的结石碎片反而越长越大,甚至比原来的结石还要大,给治疗带来很大的困难。所以,尿石症病人应该定期到医院接受检查,如有结石复发,就及时治疗。

中药可以促进排石,也可以促进术后胃肠功能恢复,对碎石后近期出现的尿频、尿急、尿痛等并发症,也可以采用中医针灸、食疗方式治疗。

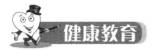

健康教育

一、饮食指导

1. 尿石症病人在饮食方面应该注意哪些问题?

首先应减少动物蛋白的摄入,保证能量的平衡。对有家族性高尿酸尿或有痛风的病人,可将蛋白质的摄入量限制为 1 g/kg 体重,如每天摄入动物蛋白(肉、鱼、家禽)超过 75 g,结石复发的危险性极大。每增加 25 g 动物蛋白,尿钙就会增加 32 mg。动物蛋白也能增加草酸的排泄。植物蛋白的作用则相反。它会造成尿中低钙、低磷、低尿酸,增加草酸及枸橼酸。因此,会降低尿石形成的可能性。饮酒量增加时,尿中钙和磷的含量以及血中尿酸的含量都增加,结石形成的危险也增加。对膀胱结石病人,饮食中应增加奶制品和磷。大量服用茶和果汁也会增加尿中草酸的排泄。大量饮水可以达到利尿的目的。理想的饮水量标准为达到夜间尿液的比重低于 1.015。

尿植酸少的病人会增加尿石复发的危险。补充鱼油会有好处。含草酸多的食物对草酸钙结石的形成有一定的影响。在这些食物中,菠菜中草酸的含量最高。尿石症病人吃菠菜会形成大量草酸钙结晶。特别应该指出的是,与其他食物相比,菠菜中草酸在肠道内吸收的比例又是最高的(达 85%)。进食菠菜后 2~4 小时尿草酸的排泄达到高峰,8 小时可增加草酸 20~50 mg,接近正常人 24 小时尿草酸的含量。因此,原则上讲所有草酸钙结石病人都应该禁食菠菜。

菠菜是我国人民最常吃的绿叶蔬菜之一。有什么办法可以让尿石症病人也能吃菠菜呢？北方人用烫食的方法是值得借鉴的。就是先用开水把菠菜烫一下，然后把菠菜捞出来，再进行烹调。经测定，这样可以处理掉菠菜中50％的草酸，大大降低菠菜中草酸的吸收。还有一种办法可以既吃了菠菜又不增加尿中草酸的排泄，那就是吃菠菜豆腐汤。

豆腐是很常见的一种豆制品，深受群众的欢迎。但是，豆腐中含大量的钙，摄入豆腐会显著增加正常人和尿石症病人尿中钙和尿酸的排泄，从而增加尿石形成的风险。因此，尿石症病人应该严格限制豆腐的摄入。菠菜含草酸多，尿石症病人同样应该严格限制菠菜的摄入。那么，尿石症病人能不能吃菠菜豆腐汤呢？我们说，完全可以。只要比例合适，正好使豆腐中的钙与菠菜中的草酸在肠道里起化学反应，形成不易溶解的草酸钙，随大便排出体外。这样，既吃到了菠菜豆腐汤，又解除了害怕形成草酸钙结石的后顾之忧。真是两全其美。过去，营养学家们曾认为，菠菜和豆腐一起烹调会破坏其中的营养成分。现今人们生活水平大大提高，已不必顾忌这种配伍禁忌了。

2. 水果及蔬菜含有大量的草酸，多吃会导致结石复发吗？

有些尿石症病人对吃水果和蔬菜存在疑虑，以为水果及蔬菜含有大量的草酸，会导致结石复发，其实不然。

（1）只有一部分蔬菜会明显增加尿中的草酸，如菠菜、大黄、甜菜、坚果、巧克力茶、小麦麸皮和草莓。

（2）在大多数人中，通常饮食时草酸的吸收率只有6％。即便吃得多，吸收也不多。只有草酸的含量从每天45 mg增加至250 mg时才会引起高草酸尿。

（3）只有8％～10％的特发性结石病人有高草酸尿，其中三分之一有肠道草酸的高吸收，因此，在特发性结石病人中草酸的高吸收只有不到4％。

（4）肠道对草酸的吸收受肠道内钙含量的影响，同时进食牛奶和奶制品就可以减少草酸的吸收。

（5）水果和蔬菜可以增加尿量、钾、枸橼酸、镁及 pH 值，使肾结石的危险降低 30%～50%。限制水果和蔬菜反而会增加尿中草酸钙和磷酸钙的过饱和度。

（6）水果及蔬菜中的肌醇六磷酸钾可以降低钙的排泄。在女性病人中，能降低结石的危险 36%。

对于一些草酸含量高的水果和蔬菜，只要同时摄入奶或奶制品或补充一些钙剂就行了。当然，它们也含有一定量的枸橼酸、镁、钾等能抑制尿石形成的成分，限制这些水果及蔬菜的摄入也会增加草酸钙和磷酸钙结石的形成。

3. 牛奶及奶制品中含有大量的钙，对含钙结石病人应该限制牛奶及奶制品的摄入吗？

以往认为，对含钙结石病人应该限制牛奶及奶制品的摄入。现在的观点对此有争议。在大部分病人中，低钙饮食并没有达到预期的目的，反而导致钙的负平衡及骨病。另外减少钙的摄入会增加肠道（主要是结肠与小肠）对草酸的吸收。每天每增加钙的摄入 100 mg，就会减少草酸的排泄 1.9 mg。如将每天钙摄入从 400 mg 增加至 1 200 mg 就会使尿草酸从 40 mg 降至 24 mg。对于限制牛奶和奶制品摄入的病人，往往会增加动物蛋白（如肉、鱼及家禽）的摄入，带来不利的影响。

研究还发现，通过限制牛奶和奶制品作为低钙饮食的方法无助于预防结石的复发。通过牛奶或奶制品来补充钙是重要的途径，如牛奶（每 100 g 含 120 mg 或 3 mmol 钙）、酸奶（每 100 g 含 120 mg 或 3 mmol 钙）和奶酪（每 100 g 含 700 mg 或 17.5 mmol 钙）。没有这些食物，钙的摄入就会很低（每天 400 mg 或 10 mmol 钙）。因此，适当进食牛奶及奶制品对于预防尿石症的复发是有好处的。

4. 为什么在治疗和预防尿石症中提倡多饮水？

虽然结石形成是一个非常复杂的过程，但饮水量不够常常是尿石症病人的共同特点。因此,出院时医生会建议尿石症病人多饮水。一方面是希望通过利尿的作用,提高结石近段尿路的压力,以促进结石的排出;另一方面,多饮水能稀释尿液中的排泄物以及一些与结石形成有关的物质(如 TH 蛋白),配合其他药物治疗,对尿酸、胱氨酸结石还有溶解作用。

应当注意饮水间隔时间要均匀,不可有一时多一时少的现象,尤其在餐后 3 小时是代谢废物排泄的高峰,不要使尿液浓度过高。为了避免在夜间尿液浓度偏高,临睡前饮水对预防尿石的发生也有作用。

有人统计过,如果每天只有 1 L 尿,就很有可能自发形成结晶;而如果大于 2.5 L 尿,就不可能自发形成结晶。因此,对于预防结石复发,多饮水是最简便、最能为病人接受的有效方法。这样可以显著降低尿石成分的饱和度,特别是降低草酸的浓度,起到有力的防石作用。因此,就我们每天增加的饮水量来说,以达到尿色清亮的程度为目的。至于喝什么水好,可根据病人个人的爱好,没有专门的规矩。

5. 尿结石病人可以喝饮料吗?

一些饮料,如橘子汁、柠檬、葡萄汁都能增加尿 pH 及枸橼酸的排泄;其他饮料,如咖啡、茶、啤酒等则能增加尿的容量,有利于预防尿石的复发。但可乐饮料会增加草酸的排泄而有利于尿石的形成。柚子和苹果也会增加尿石形成的危险。

6. 对含钙结石病人需要限制钙的摄入吗?

过去曾经认为对于含钙结石病人应该要求进低钙食。最近的研究发现,除了Ⅰ型吸收性高钙尿外,并不主张对尿石症病人限制钙的摄入。让病人进低蛋白、低钠及正常钙饮食,就可以明显降低尿石的复发。增加饮食中钙的含量,可明显降低肠道内草酸的吸收,降低草酸钙结石形成的危险及预防草酸钙结石的复发。每天控制钙摄入达到 1 200 mg,可使草酸的吸收降低。

我们建议将钙或钙制剂与膳食一起吃。这样，钙就可以在肠道内与膳食中的草酸结合，避免了草酸的吸收，降低草酸钙结石形成的风险。如果钙与钙制剂不与膳食一起吃，那么这种与草酸结合的作用就会丧失，尿石形成的风险就会升高。

7. 肥胖伴有尿石症病人如何进行饮食调节?

肥胖伴有尿石症病人应改变饮食习惯以增加饮水及纤维、减少红色肉类、盐及草酸的摄入。钙的摄入可以正常。可口服枸橼酸钾、别嘌呤醇、氯噻嗪以治疗原发病。减少嘌呤的摄入以增强药物治疗的效果特别重要。应努力使体质指数（BMI）及心血管危险因素正常化、足够的体育运动、平衡营养、足够的液体摄入可使85%的结石病人避免新结石的形成。少摄入动物蛋白、氯化钠；多摄入碱性钾对预防结石复发是关键的措施。其余15%的结石病人需要其他方法处理。

二、 运动指导

1. 尿石症手术后可以活动吗?

尿石症手术后，去枕平卧6小时，氧气吸入和心电监护。血压平稳者，取半卧位，以利引流。经皮肾镜术后出血多者，也应限制活动减少出血。肾造瘘管术后24小时后需开放，开放后保持肾区造瘘管通畅。告知病人翻身时注意勿牵拉，同时注意观察引流物的颜色；经输尿管镜碎石后，适当变换体位，增加排石，保持尿管通畅，注意观察尿液颜色。

2. 巨大肾结石术后需要限制活动吗?

巨大肾结石术后限制活动，以控制结石排出速度，防止阻塞输尿管。输尿管结石碎石后24小时可做适当运动，如跳绳、蹦台阶等，以促进结石排出。肾结石病人碎石后要卧床休息1～3天逐渐加大活动量。

3. 留置双"J"导管后可以活动吗？

由于留置双"J"管，一个月内不做四肢和腰部同时伸展动作，不做突然的下蹲动作和重体力活动，以防止双"J"管滑脱或上下移位。如有不适，及时随诊。留置双"J"管术后1～3个月返院拔管。

有的病人留置导管后有恐惧心理，不敢活动，担心导管的位置会发生改变，也有的害怕活动会引起导管损伤腔内组织，尤其看到引流尿液呈血尿时，更是恐惧不安，每天卧床不起，不敢行走。故应告知病人留置导管不影响正常活动，特别是拔管后更要多活动，如跳绳、下楼梯、跑步等，有利于排石。

4. 碎石后如何配合体位排石？

肾上盏、中盏、输尿管中上段结石病人，指导向健侧卧位或立位同时轻叩腰部。肾下盏结石，在憋尿时采取头低脚高位或倒立，以后采取健侧卧位，轻叩肾区。注意多饮水配合体位排石更加有利于结石的排出。

三、 护理指导

1. 碎石后需要观察哪些指标？

碎石后排尿时应注意收集尿液并用细网漏斗过滤尿液，及时了解碎石效果。再次碎石后治疗间隔不应少于7天。碎石后观察排尿情况，尿色、量，及时了解有无尿路梗阻、血尿及尿潴留等症状。肾结石病人碎石两周后可进行复查尿路平片，了解碎石排出情况。

2. 为什么说出院后要重视预防尿石症复发？有哪些预防措施？

由于目前尿石症的治疗大都是"治标不治本"的，所以尿石症治疗后，预防尿石症复发就成为必须重视的头等大事。预防尿石症复发主要有以下措施。

（1）根据尿石成分分析的结果，针对尿石形成的原因制定有效的预防措施，这样才能做到有的放矢。在结石排出或经手术取出后，则应将结石标本送化验，以明确其成分，指导预防。

（2）对小儿膀胱结石来说，主要的问题是增加营养（奶制品）。尤其是要强调母乳喂养的重要性。

（3）大量饮水。多饮水是最简便有效的防石方法。增加 50% 的尿量可以使尿石的发病率下降 86%。对尿石症病人来说，应保持每日尿量在 2 000 ml 左右，而且要均匀地饮水。尤其餐后 3 小时是钙排泄的高峰，更要保持足够的尿量。

（4）结石病人应根据热量的需要限制超额的营养，动物蛋白的摄入要适量，保持每日摄入蛋白质的量为 75～90 g。控制精制食糖的摄入。注意由于代谢综合征引起的尿石症。

（5）治疗导致结石形成的疾病，如尿路梗阻、尿路感染、代谢性疾病等。

（6）药物治疗：可以根据体内代谢异常的情况，适当口服一些药物，如噻嗪类药物、别嘌呤醇、正磷酸盐、友来特等。

（7）定期复查，以及时发现复发的结石。

3. 尿石症病人需要长时间休息吗？在工作方面应该注意哪些问题？

对于尿石症病人的工作，除了在急性肾绞痛期间及手术治疗后的一段时间要注意休息外，一般没有什么特别要注意的问题，可以像平时一样工作。只是对于一些从事特殊工作的人来说，要适当引起注意，如从事高空作业的工人、飞行员等，如果结石尚未排尽，就应该暂时调离原工作岗位。否则，万一在高空作业时发生急性肾绞痛或输尿管绞痛就会造成一定的危险。这些人一定要在确定结石已经排出的情况下才能恢复原岗位的工作。另外，一些从事高温工作的同志，应该注意适当地饮水，以免尿液过度浓缩，引起结石复发。从事野外工作的同志及外出旅游的同志，要带够药物,特别是用来缓解肾绞痛的药物,以备急用。

4. 尿石症病人在结石治疗后必须定期进行复查吗?

尿石症病人在结石排出后必须定期进行复查。这主要是因为:①对绝大多数结石病人来说,排出结石只是"治标未治本",导致结石形成的因素并未去除。既然这些造成结石形成的因素还继续存在,结石就随时可能复发。②除了在手术时明确结石已经取净外,无论采用什么方法碎石,大部分病人的体内都可能残留一些大小不等的结石碎片。这些结石碎片在 X 线平片上不一定能显示出来。这些结石碎片如不排净,就可能成为以后结石复发的核心。③对于那些在手术或碎石治疗以后明确还有结石碎片的病人更应该进行定期的复查。

5. 手术后在体内留置双 J 导管有副作用吗? 多长时间可以取出双 J 导管?

输尿管结石病人在行输尿管镜下钬激光碎石术后,为避免输尿管水肿等问题而需留置双 J 导管内引流。但是,如果这根双 J 导管留置时间过长,就会引起包括梗阻、感染、出血等问题,甚至会在导管上形成结石。病人在出院时一定要与医生确认在什么时候取出这根双 J 导管。一般在一个月左右就可以取出。

6. 为什么说必须对尿石的标本进行化学成分分析?

对任何一个尿石症病人,不管结石是自行排出的(整块结石或碎石治疗后的结石碎片)还是手术取出的,都应该将结石标本送去化验。只有这样,才能获得一个完整的诊断。另一方面也是为了给病人预防尿石复发提出一个指导性的意见。

应用红外光谱法分析尿石标本,操作简便、测谱迅速、样品量少、不受破坏、可以回收。它还能对结石内的晶体及非晶体成分、有机或无机成分进行分析。可以作定性也可以作半定量分析。

所以,无论是医生还是病人都应该重视对尿石标本的分析。有些病人希望将结石标本保存在家中作为纪念,这也无妨。因为现在应用红外光谱分析结石只需微量的结石标本就可以了。

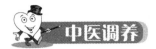

1. 中医对尿石症如何认识?

尿石症属于中医"砂淋,石淋,血淋""癃闭""腰痛"等范畴。治疗方法可分为针灸、推拿、中药等方面。针灸治疗的最早记载见于《千金要方》,后世针灸治疗的记录就更多。配合中药内服,其排除肾绞痛、溶石、排石的疗效是确切的。

针灸方法可以分为针刺、电针、耳针、水针疗法。主要穴位有肾俞、京门、足三里、天枢、气海、阿是穴等,也可配合推拿按揉、局部热敷等法。

中药"清热利湿,通淋排石"是中医治疗尿石症的基本大法,可随证加减,辨证施治,主要药物有金钱草、海金砂、鸡内金、石苇、王不留行、车前草、滑石等。常用中成药:知柏地黄丸用于下焦湿热之尿路结石;金匮肾气丸用于脾肾阳气不足之尿路结石。应用中药时一定注意不用能引起肾毒性的中草药,特别是应坚决禁忌含马兜铃酸的中草药,如关木通等。尿石症可以分为以下证型。

(1)湿热下注:腰腹绞痛,小便频急涩痛,尿中带血或排尿中断,解时刺痛难忍,大便干结,舌苔黄腻,脉弦或数。

(2)气滞血瘀:腰痛发胀,少腹刺痛,尿中夹血块或尿色暗红,解时不畅,舌质暗红,苔少或黄腻,脉细涩。

(3)肾气亏虚:腰腹隐痛,排尿无力,少腹坠胀,神倦乏力,甚则颜面虚浮,畏寒肢冷,舌体淡胖,苔白,脉沉细弱。

(4)肾阴亏虚:腰腹隐痛,便干尿少,头晕目眩,耳鸣,心烦咽燥,腰膝酸软,舌红苔少,脉细数。

2. 什么样的尿石症病人可以采用中药排石治疗? 常用哪些药物?

中药排石疗法的适用条件是：①结石直径小于 1.0 cm,形状规则,表面光滑,并且与肾盂肾盏无粘连而游离于腔内者;②泌尿道无明显畸形、狭窄和感染;③无严重肾积水,肾功能尚好者;④青壮年,体质好,能配合大量饮水及参加有利排石的体育活动。只有充分了解用排石药的条件,病人才能对多种治疗手段作出最佳的自我选择。中药排石疗法按中医辨证与西医辨病相结合,分为 4 型论治,旨在促进排石,控制感染,改善症状,保护肾功能。

(1) 结石移动,或输尿管下段结石及下尿路结石伴感染者：组方选用药物：瞿麦 10 g,扁蓄 10 g,车前子 15 g,石韦 15 g,白茅根 10 g,竹叶 6 g,地丁 15 g,黄柏 12 g,冬葵子 12 g,广金钱草 30 g,滑石 10 g,海金砂 10 g。

(2) 结石久滞不下,频发肾绞痛或伴有肾积水的病人：组方选用药物：三棱 6 g,莪术 6 g,穿山甲 10 g,皂角刺 10 g,川牛膝 10 g,丹参 15 g,乌药 15 g,广金钱草 30 g,滑石 10 g,枳壳 10 g,厚朴 10 g,赤芍 10 g,桃仁泥 10 g,车前子 15 g。

(3) 对于肾气亏虚型,病程日久,并发肾积水的病人：组方选用药物：熟地 10 g,山药 15 g,山萸 10 g,茯苓 10 g,泽泻 10 g,桂枝 6 g,炙附子 4 g,枸杞子 10 g,黄芪 20 g,广金钱草 20 g,海金砂 10 g,滑石 10 g。

(4) 对于肾阴亏虚型,多为病程较久者：组方选用药物：熟地 15 g,山药 15 g,茯苓 12 g,泽泻 10 g,黄精 15 g,女贞子 15 g,丹皮 12 g,川牛膝 10 g,广金钱草 20 g,车前子 15 g。

在治疗过程中,按病人不同情况随症加减,遵循"祛邪不伤正、扶正不留邪,祛石在先、扶正善后、标本兼顾"的中医辨证施治原则。

3. 如何应用中药促进术后胃肠功能恢复?

吴茱萸热熨可有效促进病人术后胃肠功能恢复,吴茱萸热熨使用步骤如下：病人取仰卧位，取粗盐和吴茱萸各 500 g，装入小布袋内置入微波炉中加热，扎紧袋口，当温度适宜时放在病人神阙区域。每次 30 分钟，每天 1 次。所有术后病人可以应用，直至其胃肠道能正常排气排便，功能恢复为止。

4. 手术碎石后近期易出现尿频、尿急、尿痛等并发症，能否采用中医针灸、食疗方式治疗？

手术碎石取石是其主要治法之一，但是术后近期易出现尿频、尿急、尿痛、血尿、腰痛、腹胀、结石残留等并发症，针对上述手术后出现的问题，可以采用术后的针灸、食疗辨证施护方案。

（1）湿热蕴结型：针灸方案：针刺京门、肾俞、膀胱俞，泻法，留针 20 分钟。食疗方案：冬瓜内金赤豆粥（冬瓜 250 g，鸡内金 20 g，赤小豆 50 g，粳米 50 g。煲粥，每天 1 剂）；金钱草 60 g，代茶饮。

（2）气滞血瘀型：针灸方案：针刺膀胱俞、中极、阴陵泉，泻法，留针 20 分钟。食疗方案：郁金三七粥（郁金 15 g，三七粉 6 g，粳米 50 g。先将郁金水煎取汁，加入粳米煮粥，调入三七粉服食，每天 1 剂）。

（3）脾肾阳虚型：针灸方案：中脘、天枢、足三里、脾俞、肾俞、关元，补法，留针 30 分钟。艾灸箱艾灸气海、关元，每次 20 分钟，每天 1 次。食疗方案：核桃杜仲猪腰汤（核桃 50 g，杜仲 30 g，猪腰 1 只，煲汤，每天 1 剂）。加减：血尿：针刺血海、三阴交，泻法，中强刺激，留针 30 分钟。腹胀：吴茱萸热敷脐周加电针双侧足三里。吴茱萸 250 g，粗盐 250 g，混匀，加热至 80℃左右，装入布袋，顺时针手法按摩脐周 20 分钟，每天 2 次。以病人可耐受、皮肤发红，无烫伤为度。电针双侧足三里，中等强度，每天 2 次，每次 20 分钟。

饮食宜选择清淡易消化且营养丰富的食物，同时鼓励病人多饮水，保持每天尿量在 1 500 ml 以上，以降低泌尿系感染的发病率，亦可选择用金钱草泡水代茶饮或睡前晨起饮水 1 杯。另外，需指导病人应控制磷的摄入量，少吃肥肉、蛋黄等食品。

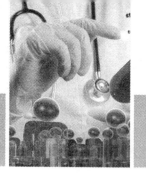

第十一章
前列腺癌

　　前列腺癌是男性泌尿生殖系肿瘤中最为重要的肿瘤之一。2012年全球共新增前列腺癌病人109万例,新增30.75万例前列腺癌死亡病例。欧洲的发病率为214/10万人口。近年来,我国前列腺癌的发病呈上升趋势,上海市前列腺癌的发病率已跃居男性肿瘤的第5位。尽管如此,在世界范围内看我国仍属于前列腺癌低发地区,只有美国发病率的1/20。只要诊断治疗及时,术后严格随访,前列腺癌的预后还是很好的。从另一个角度说明,做好前列腺癌术后的随访和处理是多么重要。

　　前列腺癌治疗比较复杂,早期手术还是金标准。目前,国际上的广泛共识:对于早期的前列腺癌,手术是可以达到根治和治愈效果,其他的放化疗、内照射、离子植入、内分泌治疗也是根据不同病人、不同年龄,还有各种情况而有不同的选择。对于PSA<20者,通过磁共振检查处在B期以内的,或者C期也就是中晚期的时候,也有一部分病人可以达到治愈效果的。对于相对低中危但不是太晚的病人来说,通过手术治疗也是可以很好地切除前列腺癌的病灶,达到根治的效果。如果医生认为不太适合做手术,比如说肿瘤偏晚,并且在前列腺癌周围肿瘤已经侵犯到精囊以外甚至侵犯到直肠,通过外科手术很难将它切除干净的,那就可以考虑进

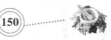
行放疗。放疗的区域可以把前列腺肿瘤的周围以及盆腔淋巴结做一个照射,在控制病情方面也能达到比较好的效果。当然有一些高龄病人不一定能够耐受得了外放疗手术。

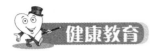 健康教育

一、饮食指导

1. 前列腺癌术后的护理和饮食,有哪些需要注意的地方?

前列腺癌的发生与饮食习惯有关。高油脂食品可增加前列腺癌发生的概率;而常吃白色肉类(如鱼肉、鸡肉、兔肉等)的脂肪则较低,这些肉类中所含的维生素 E 同样可以降低前列腺癌的发病率。喝绿茶对防治前列腺疾病也有一定的作用,随着喝茶的数量和时间递增,绿茶的作用就表现得越明显。豆类食品中含有的植物雌激素(异黄酮)可以降低雄激素的致癌风险,可适当多食。一个明显的例子就是在食用豆类食品较多的亚洲地区,前列腺肿瘤的发病率要远远低于欧美国家。

尽量少吃红色的肉类,尤其是牛、羊肉,因为这些肉类相对来讲含有的天然雄性激素会高一些,建议病人吃得稍微素一点。少喝酒,要戒烟。根据美国杜克大学的最新研究结果,如果一个人饮食中富含碳水化合物、低蛋白质和低脂肪,那么他患前列腺癌的风险就会降低 60%～70%。另外,高膳食纤维饮食能降低 70%～80%的前列腺癌患病风险。大量饮用牛奶,会增加患前列腺癌的可能。

应多吃各种蔬菜,蔬菜中含有大量的维生素,有很好的抑癌作用。蔬菜中除白菜外,还有菜花、西兰花等也有防治前列腺癌的功效。另外,每天还可以吃点亚麻籽、西红柿。西红柿含有番茄红

素,对前列腺癌有防治作用。建议食用富含饱和脂肪酸的植物脂肪,如橄榄油和坚果。避免食用加工过的肉制品和禽类制品、如果食用,建议去皮。避免卵磷脂替代品,从低脂乳制品、蔬菜和强化全麦燕麦或豆/坚果奶中摄入足量的钙,避免高脂奶制品和单纯补钙。除了常规的多种维生素,不建议单一营养成分的补充剂。

2. 如果在前列腺癌治疗中出现不良反应,饮食应该注意什么?

前列腺癌在治疗过程中可能会出现一些不良反应,可以通过健康的饮食得到改善。①呕吐:可以尝试较冷的食物,因为冷的食物没有强烈的气味;同时最好脂肪含量也较低,因为脂类不易消化。②便秘:鼓励吃高膳食纤维的食物,并增加液体摄入量,多喝水。③体弱憔悴:建议以高蛋白质的食物作加餐,或者少食多餐也比较好。④腹泻:少食多餐,多喝水和果汁,饮用无茶碱和咖啡因的碳酸饮料;避免酒精、浓茶、咖啡和西梅汁;避免高纤维食物;避免油腻煎炸食物;避免辛辣刺激;避免过冷或过热的食物。⑤潮热:一些食物是潮热的激惹因素,如辣椒、咖啡因、热饮、酒精(包括红酒),应当尽量避免食用。⑥骨质疏松:推荐 50 岁以上的前列腺癌病人每天摄入钙 1 500 mg,可以从食物或钙剂中获取,但每天不要超过 2 500 mg。⑦肌肉减少和体重增加:建议低脂低热量饮食,同时配合规律的运动。

3. 前列腺癌病人需要补充维生素和微量元素吗?

正常前列腺组织中维生素 A 的浓度比前列腺癌组织高 5～7 倍,表明维生素 A 对预防前列腺肿瘤的发生有重要的作用。研究表明,摄入足量的维生素 D 可大大降低前列腺肿瘤的危险性。维生素 C、维生素 E 作为体内的重要抗氧化剂,能够抑制前列腺肿瘤的生长和分化。因此,前列腺癌病人适当补充一些维生素和硒等微量元素,有助于肿瘤的控制和身体的恢复。另外,前列腺癌病人在进行内分泌治疗时常会出现骨质疏松,需要补充些维生素 D 和

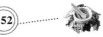
钙。但是,前列腺癌病人一定不能服用壮阳补肾等保健品。因为这些药物可能含有一些雄激素或者雄激素类似物,这些物质可能会促进前列腺癌的发展。

二、 运动指导

1. 前列腺癌病人术后可以做哪些运动?

为了促进身体的早日康复,病人可进行一些力所能及的运动。如慢跑、太极拳、游泳等,但必须循序渐进。

2. 什么是盆底肌锻炼和膀胱行为训练? 如何进行?

盆底肌锻炼联合膀胱行为训练治疗是一种简单易行和有效的治疗尿失禁的基本方法,可作为前列腺癌根治术后轻中度尿失禁早期治疗的首选方法。其防治尿失禁的效果已得到普遍认同。

(1)盆底肌锻炼可使盆底神经改变(如有效运动单位和兴奋频率增加),肌肉收缩力量和张力加强,为膀胱、尿道提供结构支撑,同时增强尿道括约肌的力量。膀胱行为训练治疗通过训练病人逐渐延长排尿间隔,提高膀胱的顺应性。盆底肌锻炼、膀胱行为训练治疗两者结合具有协同作用。

盆底肌锻炼:在不收缩下肢、腹部及臀部肌肉的情况下自主收缩耻骨、尾骨周围的肌肉(会阴及肛门括约肌)。病人根据自身情况可选择平卧位或站立姿势或坐位。进行收紧盆底肌肉,尽量收紧提起肌肉维持 10 秒,然后放松休息 10 秒,以上动作为 1 次。20~30 次为 1 组,每 3 组,持续 3 个月。

(2)膀胱训练:通过膀胱训练的方法可以增加膀胱容量和延长排尿的间隔时间。训练病人逐渐延长排尿间隔至每 2~3 小时一次,使排尿情况不断得到改善。具体方法:①每次如厕前站立不动,收缩盆底肌直至紧迫感消失再放松。逐渐推迟排尿时间 1~15 分钟,渐进性增加膀胱容量,减少如厕次数。②指导病人保证液体的摄入。这说明水分刺激排尿反射的必要性,解除其思想顾虑,增加液体的摄入量,保证每日 2 000～3 000 ml。训练 4～6 周为 1 个疗程。

三、用药指导

1. 发展为激素非依赖性前列腺癌应该如何治疗?

激素非依赖前列腺癌的治疗原则:①维持睾酮去势水平。②二线内分泌治疗,例如:a. 加用抗雄激素药物:对于采用单一去势(手术或药物)治疗的病人,加用抗雄激素药物。b. 停用抗雄激素药物:对于采用联合雄激素阻断治疗的病人,推荐停用抗雄激素药物。c. 抗雄激素药物互换:氟他胺与比卡鲁胺相替换,少数病人仍有效。d. 肾上腺雄激素抑制剂:如酮康唑,氨基苯乙哌啶酮,皮质激素(氢化可的松、泼尼松、地塞米松)。e. 低剂量的雌激素药物:雌二醇,甲地孕酮等。③化学治疗,对于激素难治性前列腺癌(HRPC)目前主要采用化疗,总的来说,对激素抵抗性前列腺癌,目前尚无非常有效的化疗药物。

2. 如何用药物积极治疗前列腺癌骨转移?

晚期前列腺癌发生骨转移时会出现骨痛,这时治疗的目的主要是缓解骨痛、预防和降低与骨转移有关的合并症的发生,提高生活质量,提高生存率。

主要治疗方法:①药物治疗,唑来磷酸是第三代双磷酸盐,能持续缓解骨痛、降低与骨转移有关的合并症的发生率、延缓骨并发症发生的时间,是目前治疗和预防激素非依赖前列腺癌骨转移的首选方法。用法是唑来磷酸 4 mg,静脉 15 分钟滴注,每 4 周一次。②放射治疗,体外放射治疗可改善局部和弥漫性骨痛。最常见的不良反应为骨髓抑制。③镇痛药物治疗,世界卫生组织已经制定了疼痛的治疗指南,也适用于前列腺癌骨转移病人。

3. 治疗尿失禁的药物有哪些？

常用药物有：①抑制逼尿肌收缩的药物：托特罗定（舍尼亭）2 mg，2次/天。②增加尿道阻力的药物：麻黄碱25～50 mg，4次/天；普萘洛尔10～20 mg，3次/天。③α-肾上腺素能制剂：如麻黄碱等，可兴奋膀胱颈及近端尿道的α-肾上腺素受体，使平滑肌收缩，增加尿道压而改善尿道的关闭功能。但高血压、冠心病、甲亢病人禁用。④盐酸米多君（管通）是一种强有力的、选择性的肾上腺素α-受体激动剂。它可以使膀胱内括约肌张力增高，导致排尿延迟。口服2.5～5 mg，每天2～3次。

4. 前列腺癌病人可以应用雄激素吗？

由于前列腺癌是雄激素依赖性的肿瘤。因此，去雄激素治疗就是一项很重要的治疗方法。切除双侧睾丸就是最常用的去雄激素治疗。

多年来人们一直认为：睾酮高会促进前列腺癌的发展，睾酮低则有保护作用。对前列腺癌病人应用睾酮犹如"火上加油"。然而，随着病人对生活质量、预期寿命等问题的关心，许多前列腺癌病人在手术治疗后，迫切希望通过睾酮治疗以阻止性腺功能减退的破坏性影响。

现在认为：对性腺功能减退者给予小剂量睾酮治疗可使前列腺体积增大到与年龄相当的水平。可以对性腺功能减退的T1或T2期、Gleason评分<8、治疗前PSA<10 ng/ml且手术后测不到的前列腺癌病人适当补充雄激素。应当告知病人：不能盲目过量补充雄激素。过量补充雄激素不仅会引起一些与雄激素有关的不良反应，更为严重的是有诱发前列腺癌的可能。即使前列腺癌已经治愈、对PSA及睾酮水平都进行正规的监测。如果因为雄激素的补充而导致前列腺癌，岂不是得不偿失。因此，对服用雄激素治疗性腺功能不全的人，应该定期复查体内雄激素和PSA的水平，以预防前列腺癌的发生。即使性腺功能减退症状改善，睾酮水平

还应保持在正常值的低限。一旦发现 PSA 增加,应立即中断睾酮的补充。建议睾酮治疗与手术的间隔时间要大于 1 年。

四、护理指导

1. 前列腺癌病人在家如何做好术后护理?

术后伤口没有完全愈合前可以擦身,但避免盆浴、蒸浴。术后 3 周内避免提重物。术后 4 周内避免高强度的运动,逐步增加活动量,可以每日多次散步和爬楼梯。术后尿液可能为粉红色或者短暂的洗肉水样,往往会逐步变清。留置导尿管时,应多饮水以保持尿色清亮。少食多餐,避免暴饮暴食导致腹腔胀气。家里准备止痛药和缓泻药物。避免大便用力,进食水果、粗纤维,避免便秘。术后 6 周避免性生活。术后 8 周避免骑车。

2. 前列腺癌病人出院后出现血尿或导尿管周围的血性分泌物,怎么办?

前列腺癌病人出院后活动、腹部用力解便或咳嗽时可能会出现血尿或导尿管周围的血性分泌物。尿液中少量出血无需紧张,首先要确认血尿的原因,如活动过度、口服阿司匹林类药物、便秘等,尽量避免血尿的诱因。同时多饮水,避免出血形成血块堵塞尿管。术后一周后的血尿往往能够自愈。

3. 前列腺癌病人出院后出现导尿管周围漏尿,怎么办?

有的病人在走动时发现导尿管周围漏出尿液。此时无需紧张,调整体位后情况会逐步缓解。导尿管堵塞也会造成漏尿,可及时检查以恢复其通畅。

4. 前列腺癌病人出院后出现膀胱痉挛,怎么办?

导尿管作为异物会引起膀胱痉挛,出现突发、强烈的膀胱饱胀感和排尿感,下腹部紧绷,可能会在导尿管周围漏尿。如果痉挛症状严重带来不适感,应及时就诊。

5. 前列腺癌病人出院后出现尿路感染,怎么办?

前列腺癌病人在家如出现发热、切口或睾丸疼痛、尿液浑浊、尿道口分泌物增多等尿路感染的迹象,应及时到医院明确诊断,排查感染原因后进行治疗。

6. 前列腺癌病人下肢突然肿胀,皮肤温度升高,疼痛是怎么回事?

前列腺癌病人术后 1 个月均有可能发生下肢血栓,表现为下肢突然肿胀,皮肤温度升高,疼痛。虽然发生概率仅 2%,但危害极大。术后需要穿弹力袜、积极活动,必要时口服抗凝药物。一旦出现相关症状,及早就医治疗。

7. 前列腺癌术后为什么需要密切观察病情变化?

一般说来,前列腺癌的预后是比较好的。对于这种预后比较好的肿瘤,手术后更应该密切关注病情的变化,巩固手术治疗来之不易的成果。一些病人在手术后常常存在盲目的乐观情绪。一旦发现病情变化又变得惊慌失措。定期复查前列腺特异抗原及游离前列腺特异抗原是监视病情变化的简单易行的方法。一旦发现 PSA 升高,就要做进一步的检查,包括 B 超、骨扫描及磁共振等检查。

8. 根治性前列腺癌切除术病人出院后应该注意哪些问题?

根治性前列腺癌切除术是前列腺癌病人有效的治疗方法。无论手术的结果如何,病人出院后都应该接受密切的随访。第一次随访主要告诉医生有无相关的手术后并发症,如有无尿失禁、肠道症状以及性功能状态等。最重要的是术后 PSA 的监测,成功的根治性前列腺切除术 4 周后应该检测不到 PSA。PSA 持续升高说明体内有产生 PSA 的残留前列腺癌病灶。在根治性前列腺切除术后,如连续两次血清 PSA 水平超过 0.2 ng/ml,提示前列腺癌生化复发。与高分化、局限在包膜内或手术标本内的前列腺癌病人相比,对于低分化、局部进展的肿瘤或手术切缘阳性的病人更应严密随访。

9. 什么是激素非依赖性前列腺癌?

大多数前列腺癌都是雄激素依赖性的,术后都对抗雄激素治疗有效。但经过 14～30 个月后,大多数病人都会逐渐发展为对药物治疗无效。这种经过持续内分泌治疗后病变复发、进展的前列腺癌就称为激素非依赖性前列腺癌。它又可分为雄激素非依赖性前列腺癌(AIPC)和激素难治性前列腺癌(HRPC)。前者发生在激素非依赖发生的早期,有些病人对二线内分泌治疗仍有效;而后者对二线内分泌治疗无效或二线内分泌治疗过程中病变继续发展。

10. 为什么说要早期发现前列腺癌的骨转移?

晚期前列腺癌发生骨转移时常出现骨痛,这是一个危险信号,不能掉以轻心。应该及时做磁共振及骨扫描检查,以明确转移的部位及范围,为进一步检查及治疗打好基础。不少病人在出现骨痛症状时常误认为是腰肌劳损、骨质疏松等造成的,而放松警惕,失去及时治疗的机会。

骨转移时,除了会引起骨骼疼痛外,还会引起病理性骨折、贫血、脊髓压迫导致下肢瘫痪等问题。如同时出现后腹膜转移时,会造成一侧或双侧输尿管梗阻,出现腰部酸胀,少尿甚至无尿。病人全身情况也渐趋恶化,食欲不振、消瘦、无力、贫血等恶性肿瘤的晚期症状也相继出现。

11. 前列腺癌根治术后尿失禁的发生率是多少? 如何治疗?

尿失禁是前列腺癌根治术后最令人烦恼的一个并发症,据统计,前列腺癌根治术后有 10%～30% 的病人会出现不同程度的尿失禁。现在随着手术技术的不断提高,病人术后尿失禁的比例已越来越低。这个情况也是因人而异的,年轻的病人通过盆底肌肉的训练在短时间内,如 1～3 个月的时间内可以逐渐恢复尿控能力,年纪大的病人恢复尿控的时间就相对较长,术后 6～9 个月之内还是会出现尿失禁。此时就要用"成人尿不湿"来解决问题。

前列腺癌根治术中常常会有不同程度的尿道括约肌损伤,会导致不同程度的尿失禁。大多数病人属于压力性尿失禁,程度较轻,可通过提肛锻炼的方法来改善症状。严重的尿失禁则需要手术治疗。在小便控制功能尚未完全恢复以前,可以使用医生推荐的尿垫等,但尽可能不要使用外置导尿管,这类装置不利于括约肌功能的恢复。另外,大量的饮水、喝浓茶、咖啡及酒精过度摄入也无助于控尿功能的恢复。

对压力性尿失禁的治疗主要分为非手术治疗与手术治疗两种。非手术治疗主要包括盆底肌肉训练、药物治疗、针灸和中医辨证治疗。另外,还有经尿道黏膜下注射治疗采用 Teflon 膏、胶原、生物胶或自体脂肪组织等经会阴或经尿道注入到后尿道或膀胱颈的黏膜下和肌层中,使尿道管腔变窄、拉长,相对提高尿道阻力,延长尿道长度,而起到关闭尿道内口以有效地控制排尿。该方法适用于由尿道内括约肌功能失调所造成的压力性尿失禁。

12. 手术治疗压力性尿失禁的手术方法有几种? 各有什么优缺点?

手术治疗对压力性尿失禁的手术方法有 100 多种,概括起来主要有以下 3 类。

(1) 耻骨后膀胱颈尿道悬吊术的作用是提高膀胱颈及尿道位置,恢复尿道后角,延长尿道,增强尿道阻力。适用于膀胱颈抬高试验阳性、膀胱颈位置低、尿道后角消失以及需延长尿道者。有多种手术方式,如 Lapides 手术、Burch 手术、Marshall 手术等。近年来,多采用腹腔镜技术进行该术式的操作。

(2) 膀胱颈或尿道吊带术经腹联合切口,将一条自体生物筋膜(腹外斜肌腱膜、腹直肌前鞘、腹股沟韧带、阔筋膜等)或人造材料[如 TVT、普理灵网片(PROLENE mesh)等]绕过尿道或膀胱颈,并悬吊固定于下腹壁的肌肉和筋膜上,以提高膀胱颈部,增强其控制排尿的作用。此术式适用于各型压力性尿失禁病人,是目前公认的远期疗效最佳的术式之一。TVT吊带治疗压力性尿失禁效果很好,缺点是价格昂贵。

（3）Ⅰ型或Ⅱ型尿失禁原则上可采取各种膀胱颈悬吊手术;对Ⅲ型尿失禁则应采取增加尿道闭合压的方法,如尿道旁注射法、耻骨上膀胱颈吊带法。否则,治疗效果会很差。

如果尿失禁不能逐日好转的话,可以同医生联络,有许多药物可以缓解失禁状态。如果术后一年后还不能自行控制小便的话,可选择放置人工括约肌。其他治疗方法还包括在膀胱颈及尿道中注射胶原类物质,最简单的办法还可以使用阴茎夹（一些大的医药商店可以买到）,这些方法都能使尿失禁的病人进行正常的生活、活动。

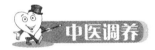

1. 为什么前列腺癌早期低危病人及晚期（M1）病人、预期寿命短的病人可以选用中医药治疗?

前列腺癌大部分是年老体弱病人,早期低危病人及晚期（M1）病人、预期寿命短的病人在充分了解疾病进展及转移风险的前提下可选用中医药治疗。等待观察期中医药疗法可治疗或减轻晚期前列腺癌泌尿系统症状。

中医治疗前列腺癌应整体辨证与辨病相结合。前列腺癌多为老年病人,脏腑功能均有不同程度衰减,治当扶正祛邪,攻补兼施,虚实兼顾。中医药治疗前列腺癌主要适用于C、D期病人,可减轻化疗、放疗的毒副反应,增加白细胞,提高病人免疫功能,改善血流变,调整机体阴阳偏盛偏衰,使之阴阳平衡,改善生存质量。可用于内分泌治疗后激素抵抗或雄激素不敏感型病人,对激素依赖型及激素非依赖型者有效,能有效降低前列腺特异性抗原 PSA 值。

2. 中医药能够治疗前列腺癌吗?

中医药通过辨证治疗前列腺癌以改善症状、提高生活质量和延长生命。治疗原则以健脾和胃、补益气血、滋补肝肾为主。湿热蕴结证治宜清热利湿、软坚通利,用萆薢胜湿汤或八正散加减;瘀血阻滞证治宜活血化瘀、散结通利,用抵当丸加减;肾气亏虚证治宜温阳益气、补肾利尿,用济生肾气丸加减;脾气虚弱证治宜健脾益气,用补中益气汤加减。

最新研究显示,密切观察等待的前列腺癌病人多出现心理抑郁。意大利学者研究发现,接受密切观察等待的前列腺癌病人心理抑郁与未治疗肿瘤无关,而与其心理特征和个人经历有关。观察等待的前列腺癌病人用中医药治疗后生活质量评分高是最大的优势,临床可用逍遥散、舒肝理气丸、小柴胡汤等,并通过心理辅导、气功等综合治疗改善其心理抑郁状态。

3. 中医对治疗前列腺癌根治术后并发症有什么措施?

前列腺癌根治术可能引起一些长期术后并发症,如大小便失禁、性功能丧失等。根治术后中医药治疗以减轻不适及恢复身体功能为主,同时部分改善由根治术引起的症状,常用方药有四君子汤、五苓散、缩泉丸、玉屏风散、八珍汤、十全大补汤、保元汤、六味地黄丸、金匮肾气丸等。据病人辨证分型及症状特点给予缓解中药,适当应用滋补汤药,尽快恢复脏腑功能。

4. 中医药可以治疗前列腺癌外放射治疗期间的并发症吗?

前列腺癌外放射治疗期间的并发症包括放射性肠炎、放射性膀胱炎和放射性皮肤损坏等,可能伤及神经而导致性功能丧失,病人见异常疲倦、腹泻、小便频繁且排尿困难、放疗部位皮肤敏感干燥、放疗处毛发脱落等。大多数并发症在治疗过程中会逐渐加重,部分并发症可能持续终身。中医辨证属气阴两伤,或气虚血瘀,或热毒内盛;治以扶正祛邪为主,取益气养阴、清热解毒之法。放疗导致的异常疲倦或脱发者宜滋补肝肾,可用生地、玉竹、沙参、枸杞子、女贞子、太子参、山茱萸、黄芪、补骨脂等;放射性肠炎腹泻者可选用参苓白术散、葛根芩连汤、四神丸等加豆蔻、石榴皮、火炭母等;放射性膀胱炎治宜清热解毒、利湿通淋,可选用济生肾气丸、五苓散、癃闭散加土茯苓、白茅根、车前草、薏苡仁、瞿麦、扁蓄、灯心草等。

5. 对于晚期、内分泌治疗无效的、化疗失败的前列腺癌病人,中医如何治疗?

内分泌治疗为前列腺癌传统、标准疗法,研究发现,内分泌治疗期主要是去势导致肿瘤细胞迅速凋亡(祛邪),加上正气受损及内分泌药物本身的不良反应,主要症见疲乏、气短、潮热汗出、胃纳差,出现(肺脾)气阴两虚的症候为主;其不良反应可使病人生活质量下降。中药可以调整阴阳、平和气血;生地黄、熟地黄、山茱萸、女贞子、黄精、菟丝子、枸杞子、地骨皮、菊花、茯苓、浮小麦、泽泻、甘草为基本方,临床随症加减;服用雌激素者可加中成药丹参片、丹参滴丸或益气活血化瘀的桃红四物汤、补阳还五汤抵抗其心血管毒性,预防心肌梗死、脑卒中等心血管疾病。

6. 针灸可以选择哪些穴位辅助治疗前列腺肿瘤?

针刺或电刺激治疗针刺关元、气海、三阴交、足三里等穴位,每次选1~2个穴位针刺或艾灸,或通过肛门电极电刺激盆底肌肉以达到治疗目的。睾酮可诱发前列腺癌,而睾酮拮抗激素治疗则可引起潮热、心悸以及焦虑等不良反应,近年来有研究表明,针灸疗法可长时间缓解上述症状。

7. 前列腺癌病人可以采用哪些食疗方进行中医食补?

对于湿热下注型的前列腺癌病人可以采用炒车前子 10 g,韭菜子 6 g,核桃仁 3 个,薏米 30 g。韭菜子炒黄与核桃仁、薏米、炒车前子加水煮成粥,待温饮服。每天 1 次,连服 10~15 天。或者用槐树菌 6~10 g 水煎服,每天 1 剂。

对于肝肾阴虚型的前列腺癌病人可以采用淮山药 15 g, 山萸肉 9 g, 女贞子 15 g, 龟板 30 g, 槐蕈 6 g, 瘦猪肉 60 g。前五味煎汤去渣, 加瘦肉煮熟服食, 每天一剂。或生地 15 g, 旱莲草 15 g, 淮山药 15 g, 白花蛇舌草 30 g, 草河车 30 g, 蔗糖适量。前五味药煎水去渣, 兑入蔗糖冲服, 每天 1 剂, 连服 20~30 剂为 1 个疗程。

对于气血两虚型的前列腺癌病人可以采用当归、黄芪各 30 g, 羊肉 250 g, 生姜 15 g。将羊肉洗净切块, 当归、黄芪用布包好, 同放砂锅内加水适量炖至烂熟, 去药渣调味服食。每天 1 次, 连服 4~5 天。或者黄花鱼鳔适量, 党参 9 g, 北黄芪 15 g, 紫河车适量。黄花鱼鳔、紫河车用香油炸酥, 研成细末, 每次 6 g, 用北黄芪、党参煎汤冲服, 每天 3 次, 连续服用。

对于前腺癌血浆蛋白低下者, 可以用鱼片汤调理。用鲜鱼 500 g(河鱼, 海鱼均可), 胡萝卜 70 g, 葱头 50 g, 芹菜 50 g, 香菜半棵, 白胡椒 5 粒, 白糖 15 g, 番茄酱 25 g, 食油 70 g, 干辣椒、白醋适量。鱼去鳞, 去内脏, 洗净后片下肉, 并切成扁块; 葱头切细丝, 胡萝卜切成花刀片, 芹菜切细丝。将鱼片加食盐、胡椒粉拌腌一下, 再沾面粉, 入热油锅内炸至金黄色捞出。炒锅烧热, 加底油, 油热后放葱头丝、胡萝卜片、芹菜丝、干辣椒段、香菜、胡椒料, 煸炒至半熟, 加番茄酱, 煸炒片刻, 再加适量清水, 放入鱼片, 烧一会儿即可出锅食用。

第十二章
膀 胱 肿 瘤

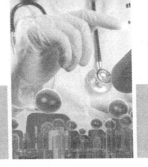

膀胱癌是最常见的泌尿系统恶性肿瘤。在美国男性恶性肿瘤发病率中占第 4 位,女性中占第 7 位,美国 2013 年新发膀胱癌病例 72 570,死亡 15 210 例。中国临床统计资料显示,膀胱癌发病率在泌尿系统肿瘤中仍处于首位,其中男性发病率为 14.72/10 万,女性发病率为 5.34/10 万。在美国膀胱癌的治疗费用是所有肿瘤中花费最多的,平均每位膀胱肿瘤病人的治疗费用为 202 000 美元,是肺癌费用的 2 倍。最新资料显示,在美国 2010 年用于膀胱癌治疗费用为 39.8 亿美元。

构成膀胱的任何组织均可发生肿瘤。从组织发生学来说,膀胱肿瘤分为两大类,即来源于上皮组织的肿瘤和来源于非上皮组织(即间叶组织)的肿瘤。据统计,97%膀胱肿瘤来源于上皮组织。

所有来源于上皮组织的膀胱肿瘤又可分为良性和恶性两大类。良性肿瘤包括移行上皮增生和不典型增生、乳头状瘤、息肉和腺瘤等。恶性肿瘤包括移行细胞癌、鳞状细胞癌、腺癌、未分化癌及转移性癌等;其中 90%为移行细胞癌,它又可分为乳头状、非乳头状移行细胞癌和原位癌。

泌尿外科临床上最常见的膀胱肿瘤是膀胱乳头状瘤和膀胱移行细胞癌。多见于 60～70 岁的老年人,男性多于女性,比例为

（2～5）：1。肿瘤可发生在膀胱任何部位，以侧壁最常见，其次为三角区和输尿管开口处。肿瘤可单发或多发，个别病例整个膀胱可被弥漫性肿瘤所覆盖。移行细胞癌最多见，约占膀胱上皮性肿瘤的90％。移行细胞癌有两种类型：乳头状移行细胞癌和非乳头状移行细胞癌。

各级膀胱移行细胞癌以及乳头状瘤都有复发倾向，并且复发的肿瘤分化往往更不成熟。有些分化不好的移行细胞癌部分可有鳞状化生，生长较快，预后较差。

膀胱肿瘤的治疗，以手术、放化疗为主要手段，但在治疗期间，尤其在化疗期间，往往容易出现不同程度的毒副反应，导致病人出现营养不良。化疗药物毒性反应会引起消化道黏膜溃疡，产生唇炎、舌炎、厌食、呕吐、便秘或腹泻等症状，病人得知自己患病后出现心理反应，产生焦虑、抑郁、恐惧、愤怒等异常情绪，出现食欲减退、摄食困难及进食过少，都会导致营养不良的后果。

尽管膀胱肿瘤的预后不错，但它有一个特点就是容易复发和多发，其中50％～70％浅表性膀胱肿瘤在1年内复发，约10％可发展为高期、高级别膀胱肿瘤。经尿道膀胱肿瘤切除术后的复发率为48％～70％，恶化率为7％～40％。因此，应该做好浅表性膀胱移行细胞癌病人出院后的临床随访工作，及时发现膀胱肿瘤的复发病灶，这在整个膀胱肿瘤治疗过程中具有重要意义。

对任何保留膀胱的膀胱肿瘤病人，术后均应严格按照医嘱在1～2年内每3个月复查B超及膀胱镜检查。有些病人因为惧怕疼痛而回避膀胱镜检查，这种心情虽然可以理解，但我们必须严肃地指出，这是非常错误的。千万不能因小失大，一旦肿瘤复发，那将会使自己蒙受更大的痛苦。

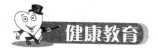

一、饮食指导

1. 膀胱肿瘤病人饮食方面应该注意什么?

膀胱肿瘤病人应注意进食营养丰富、易消化、高蛋白质、高维生素的食物。避免食用煎、炸、辣、刺激性食物。增加蔬菜、水果摄入量,如十字花科蔬菜:卷心菜、菜花、萝卜、白菜、油菜、芥菜以及猕猴桃、无花果、香蕉、大枣等鲜果者。癌与脂肪的摄入呈正相关,而维生素 A 和类胡萝卜素呈负相关。

全膀胱切除的病人应保持每昼夜尿量达 2 000 ml 以上,以利用自身尿液冲洗新膀胱黏液的作用。还应少吃酸性食物,常吃富含维生素 C 和钾离子的食物,如橘子、榨菜、香蕉、枣类,以预防高氯性酸中毒和低钾血症。

2. 膀胱肿瘤化疗后应该如何调整饮食?

化疗后的病人常引起消化道的不适,并出现食欲不振、恶心、呕吐、腹泻、骨髓抑制等表现。食欲不振者需指导病人经常变化烹调方式,注意色香味的调配,以增加病人的食欲,食物以炖、蒸为主,少食甜、腻、辣、油炸食品;恶心、呕吐者需进食宜消化、清淡、刺激小的食物,少食含 5 -羟色胺丰富的食物,如香蕉、核桃、茄子等,可适当多吃豌豆、栗子、乌贼等色氨酸较少的食物,同时忌烟酒、避免强烈气味的刺激。

膀胱肿瘤病人需常吃新鲜蔬菜和水果,不新鲜的食品中多含有亚硝酸盐,在胃肠道内易转化为强烈致癌物亚硝胺。而新鲜蔬菜和水果中富含的维生素 C,可以抑制亚硝胺在人体内的合成;同时水果中的果胶、黄酮等物质还具有防癌作用。

便秘者可多食用富含维生素 A、维生素 C、维生素 E 的新鲜蔬菜和水果,以及含粗纤维的糙米、豆类等食物,多喝水或果汁,禁食辣椒、姜、酒等刺激性食物;骨髓抑制者应食用猪肉、鸭肉、鱼肉及红枣、花生等食物,以防止和减轻骨髓抑制引起的红细胞、白细胞、血小板及血红蛋白等的下降。

3. 膀胱癌病人是否有必要补充维生素或保健品?

膀胱癌病人和家属通常在治疗中保持非常积极的心态,愿意尝试各种可能有一定益处的治疗方法。甚至有人曾尝试用维生素治疗肿瘤,因为他们认为补充维生素对治疗肿瘤有效。对于维生素替代疗法最好的态度是将它们作为一些补充性的治疗措施。

其实维生素单独使用的疗效非常有限,对于维生素(如维生素 C、维生素 E 等)究竟是如何起效的,以及到底有多少作用,至今仍然是个未知数。

有些病人想服用保健品,但是目前还没有足够的临床证据显示这些保健品有抗肿瘤的作用,应当谨慎使用。

4. 膀胱肿瘤病人能吸烟吗?

吸烟与膀胱肿瘤的发生有密切的关系,其关系甚至比吸烟与肺癌的关系还要密切。近来,人们已经注意到,被动吸烟与膀胱肿瘤的关系比主动吸烟更密切。

据统计,吸烟者患膀胱肿瘤的机会比不吸烟者高 2～10 倍。25％～65％的膀胱肿瘤病人有吸烟史。吸烟者中,肿瘤的分级、分期及复发率也均比不吸烟者高;吸烟的量也与此关系密切。吸烟与膀胱肿瘤的关系主要与香烟中的有害物质(如芳香、芳胺类物质、不饱和醛等)对膀胱上皮的刺激有关。

在一项涉及美国纽约、英国曼彻斯特和日本大阪的关于吸烟与膀胱肿瘤关系的调查中,发现吸烟的种类、吸烟量的多少、吸入的深度、吸烟时间的长短、戒烟时间的长短等都与膀胱肿瘤的发病有关。吸烟的种类和方法(如吸烟斗、雪茄、嚼烟草、吸鼻烟等)对膀胱癌发病率的影响无明显差异。吸烟对膀胱肿瘤的影响可以持续若干年。戒烟12～15年后,膀胱肿瘤的发病率才能逐渐降低至不吸烟者的水平。因此,我们建议膀胱肿瘤病人出院后不仅需要戒烟、还需要避免被动吸烟。

5. 长期饮用咖啡和饮酒对膀胱肿瘤有影响吗?

饮食与膀胱肿瘤的关系主要包括长期饮用咖啡和饮酒。其他的饮食因素有高脂肪、高胆固醇摄入。胡萝卜素和维生素 A 则可降低膀胱肿瘤的发病率,甚至可用于预防膀胱肿瘤的发生。在有饮咖啡习惯的人群中,发生膀胱癌的危险性相对增加。人工甜味剂的应用与膀胱癌的发生也有一定的关系。

二、用药指导

1. 与膀胱肿瘤有关的药物有哪些,有什么注意事项?

与膀胱肿瘤的发生有关的药物有:①非那西汀类止痛药,非那西汀与尿路上皮癌的发生有关,且呈剂量依赖性。当非那西汀应用的总量达到 2 kg 时,发生膀胱肿瘤的危险性会增加 4 倍,应用的总量超过 1 kg 时,发生膀胱肿瘤的危险性会增加 2 倍。因此,使用时要格外小心。②环磷酰胺,环磷酰胺与膀胱肿瘤的发生也有一定的关系。应用环磷酰胺的病人发生膀胱肿瘤的危险增加9 倍,潜伏期达 8～12 年。2 - 巯基乙醇磺酸可降低环磷酰胺的这种不良反应。

2. 可用于膀胱灌注化疗的药物有哪些? 效果如何? 有哪些不良反应?

(1) 丝裂霉素:丝裂霉素属于抗生素类抗癌药,为烷基替代剂,非细胞时相作用药。一般用量为 40 mg,溶于 40 ml 生理盐水,经导尿管注入膀胱。完全有效率40%～45%,部分有效率33%～40%,可使肿瘤复发率降低 10%～50%。对其他药物治疗失败的病例同样有效。还有人认为丝裂霉素对高分级和有肌层浸润的膀胱肿瘤效果较好。膀胱灌注丝裂霉素的并发症主要有化学性膀胱炎、过敏反应、骨髓抑制和尿道狭窄等。少见的有：膀胱壁钙化、膀胱容量减少等。与其他药物相比，丝裂霉素灌注引起的并发症相对较少且易控制。只要采取适当措施，就能减少并缓解并发症的发生。

（2）阿霉素：阿霉素属于蒽环类抗肿瘤药，对 S 期和 M 期细胞作用最强。一般每周或每月一次治疗浅表性膀胱肿瘤，有效率为 31%～87%。将阿霉素 40 mg 溶于 40 ml 注射用水中，药液必须经导尿管注入膀胱。常见的不良反应为化学性膀胱炎。

（3）顺铂：顺铂是目前活性较强的广谱抗癌药物，对肿瘤的杀伤机制是直接破坏 DNA 复制的细胞毒作用。灌注方法为顺铂 40 mg，溶于 40 ml 生理盐水，置 40～60℃的热水中约 5 分钟，使之彻底溶解。经导尿管注入膀胱。

（4）吡柔比星：吡柔比星又名吡喃阿霉素，是在阿霉素的 4' 位上加上四氢吡喃的半合成抗癌药。临床上吡柔比星对膀胱肿瘤有较好的疗效。吡柔比星单用于膀胱肿瘤有效率为 22.2%，与氨甲蝶呤、顺铂等合用治疗膀胱肿瘤，有效率为 44.4%。其主要的毒性作用为骨髓抑制，对白细胞抑制较明显，但比阿霉素轻，脱发明显比阿霉素为少。心脏毒性亦较阿霉素轻。

（5）米托蒽醌：盐酸米托蒽醌是一种新合成的由蒽环类类似物衍生的蒽二酮类抗癌新药。其作用机制是通过和癌细胞 DNA 分子结合，抑制核酸合成而导致细胞死亡。属于细胞周期非特异性药物。与其他蒽环类药物没有交叉耐药性。米托蒽醌膀胱灌注常用剂量为 12 mg，用生理盐水稀释至 40 ml，经导尿管注入膀胱。米托蒽醌不良反应较轻，较少引起血细胞减少、肝肾功能损害等不良反应。

（6）羟喜树碱：羟喜树碱是一种从植物中提取而来的生物碱，

是迄今所发现的唯一的 TOPO-Ⅰ抑制剂。其作用机制是控制 DNA 复制,阻断 DNA 合成,干扰细胞分裂周期,延迟 G_2 期,使染色体 DNA 产生断裂及降解等。羟喜树碱常用剂量为12 mg,用生理盐水稀释至 20 ml 或 40 ml 经导尿管注入膀胱,也可经尿道口直接注入膀胱。每周 1 次共 10~12 次。改每月 1 次,持续 1~2 年。膀胱灌注羟喜树碱的不良反应小,一般不会引起白细胞减少、贫血、肝及肾功能损伤等全身性化疗反应。也很少发生尿频、尿急、尿痛等膀胱刺激症状,另外,操作方便、价格适中也是其优点。

三、 护理指导

1. 膀胱肿瘤术后如何进行膀胱冲洗的护理?

术后保持尿管引流通畅,行持续膀胱冲洗,严密观察尿液的颜色及量的变化,准确记录每日引流量。根据尿液的颜色决定冲洗的速度及时间。在冲洗的过程中如引流液颜色加重或有鲜血流出,应调快冲洗速度。如有血块堵塞尿管,可用无菌注射器冲洗。保持会阴的清洁干燥,每日行会阴擦洗 2 次,预防逆行感染。停止膀胱冲洗后,嘱病人多饮水。

2. 术后出现膀胱痉挛,怎么办?

膀胱痉挛是膀胱肿瘤术后最常见的并发症,尤其是膀胱三角区的手术。①加强心理护理,消除病人紧张情绪,术后一旦发生膀胱痉挛症状,立即给予心理疏导并耐心抚慰病人,嘱病人深呼吸,全身放松,保持安静,同时适时安排听音乐或看电视节目等转移注意力。②加强导尿管护理,确保持续膀胱冲洗及引流通畅。③术后应用镇痛泵可达到镇痛和抑制膀胱痉挛的双重作用。在应用期间,要注意监测血压、脉搏、呼吸等,如发现血压下降可暂停药液的注入。④遵医嘱应用解痉止痛药,如吲哚美辛栓 1 枚肛塞,哌替啶

50 mg 或吗啡 10 mg 肌内注射。

3. 对膀胱部分切除的病人,如何训练膀胱功能?

膀胱部分切除的病人,膀胱容量变小,拔除尿管后会导致尿频。在拔管前数天,指导病人定时放尿,开始每 1～2 小时放尿 1 次,以后逐渐延长至 3～4 小时,不断充盈膀胱,扩大膀胱容量,减少拔管后尿频的发生。

4. 膀胱肿瘤术后,尤其是膀胱全切、尿流改道手术后,家属应怎样进行护理?

有尿路造口的病人应学会在排泄时如何料理造口卫生,病人需要使用一个特制的尿袋贴在腹壁开口处,以收集尿液而确保不会泄漏。同时每天用温水清洁造口周围皮肤,轻轻擦干,有尿液外溢时,要立即擦洗干净,及时更换衣服被单。

使用带底盘的尿路造口袋时,将底盘直接粘贴在造口周围皮肤上,其密封度良好,尿液不会外溢,袋底有阀门,装满尿后打开阀门引流出尿液。夜间睡眠时再接一个引流袋,将其悬挂于床下,使排出的尿液引流到引流袋内,保证夜间睡眠不受影响,解除尿液外溢浸湿衣被之忧。在病人掌握好造口护理和尿袋使用技术之前,可能会发生尿液泄漏、腥臊之气外溢的现象,使病人感到苦恼、烦躁、紧张、难堪等。家属应该理解病人这种心情,耐心劝导病人,帮助做好护理清洁工作,适当用些香水,可使异味明显减轻。家属的理解和良好帮助,可使病人打消顾虑,安心休养。

病人也要学会对造口的观察,若发生异常时,要请医生检查处理。造口周围发生苍白水肿时,可用 50％硫酸镁或纯甘油湿敷;造口周围皮肤受尿刺激浸湿而发生糜烂、湿疹时,可用氧化锌软膏或可的松软膏;若出现红肿和分泌物,应及时就医使用抗生素治疗。

平时要注意多饮水,勤倒尿,尿袋不要抬得过高,防止尿液反流到体内,还要碱化尿液,可以口服碳酸氢钠片等,并注意预防泌尿系感染。病人平时可以穿宽松肥大、不束腰带的裤子,以隐蔽所佩戴的尿袋。这样,即使在公共场合也和正常人一样。经过一段时间的适应,造口术病人全身情况恢复后可正常生活和工作,但不宜从事过于繁重的体力劳动。保持良好的心态,心情舒畅,适当运动对于身体恢复和抗肿瘤都很有好处。

5. 保留膀胱的手术后还要进行膀胱灌注化疗吗?

面对膀胱肿瘤如此高比例的复发及再发,要控制膀胱肿瘤的再发和复发,目前最好的方法就是对这些病人出院后定期进行膀胱内灌注治疗,即将一定剂量的某一种或几种化疗药物注入膀胱内并保留一段时间以达到治疗或预防肿瘤复发的目的。

膀胱灌注化疗具有以下优点:①抗癌药物可以有较长时间高浓度地与膀胱黏膜接触;②可以杀灭膀胱内术后残余的肿瘤细胞,防止肿瘤细胞种植,降低复发的可能;③可以减少全身用药的毒副作用;④可以保留膀胱,不仅生活方便,且可保留性功能。理想的膀胱灌注化疗药物应有直接抗恶性移行细胞作用,无特殊药物作用时相及全身毒性小。

6. 手术后膀胱肿瘤灌注化疗是怎么一回事?

膀胱灌注治疗是膀胱肿瘤治疗的一种十分重要的方法。无论使用哪种药物,疗程一般需要长达 2 年时间。在手术后的前 2 个月为每周 1 次,然后每月 1 次,直至 2 年。每次治疗至少应使药物与膀胱接触 1～2 小时。为避免尿液稀释药物而影响疗效,病人在治疗前 10 小时应控制液体摄入量并于灌注前排空尿液。鉴于灌注药物时会把空气带入膀胱而影响药物与膀胱黏膜的直接接触,所以灌药后病人应每间隔 15 分钟,按照仰卧位、左侧卧位、俯卧位、右侧卧位的顺序变换体位。

7. 灌注化疗期间为什么应定期复查?

灌注期间应定期检查血常规、肝肾功能以了解化疗药物的不良反应并作相应的处理;定期检查尿常规,看是否合并尿路感染等不宜灌药的情况。此外，每3个月做一次膀胱镜检查，以明确是否有肿瘤的复发。一旦发现肿瘤复发，就要改换其他治疗方法，不能一味追求灌注治疗。可供灌注的药物很多，每个病人对药物的耐受程度不一样，应该根据病人的反应及时调整药物的应用。

8. 有人说膀胱肿瘤病人不宜染发，为什么?

有些膀胱肿瘤病人在经过正规的治疗后，本来病情已经很稳定了，但由于染发而导致膀胱肿瘤复发的情况也屡见不鲜。这主要是因为染发时使用的染料中有不少化学物质会引起膀胱肿瘤的复发。

爱美之心人皆有之，特别是老年同志。他们忌讳满头白发，总想把头发染黑。但对于膀胱肿瘤病人来说，建议他们千万不要去染发，以免因小失大，造成不必要的麻烦。

9. 尿流改道术后应注意的问题有哪些?

膀胱切除后所施行的尿流改道术虽然种类很多，但都有一个共同点，就是改变了排尿的出口，并在不同程度上影响了病人机体的内环境。病人首先应该在思想上树立战胜疾病的信心，积极配合医生治疗原发病，同时做好局部的护理。为此，需要病人注意以下几点：①维护好新尿道口的清洁及集尿装置的密闭性。②预防尿路感染。③预防各个吻合口的狭窄。④及时处理可能出现的"膀胱"输尿管反流。⑤及时解决水、电解质、酸碱代谢的紊乱。⑥及时更换集尿装置。⑦多饮水以稀释尿液。

10. 回肠膀胱尿流改道病人日常如何护理?

因病人尿液从腹壁回肠造口流出，需永久安置集尿器。集尿器由底盘和尿袋两部分组成，一般底盘数天更换一次，尿袋1～2天更换一次。护理时应注意：①永久性皮肤造瘘者应保护造瘘口周围的皮肤，每天清洗消毒，外涂氧化锌油膏等。②发现尿液有絮状黏液时，可以多饮水，并口服小苏打片，使尿液碱化，黏液变稀薄，以利排尿通畅。③术后2年内每3个月全面复查1次，2年后每6个月复查1次。④注意泌尿系统逆行感染的发生,如有突发性高热,也需及时去医院诊治。⑤若尿道口出现血性分泌物,应警惕残留或发生尿道肿瘤的可能性,及时来院就诊。

11. 原位回肠代膀胱病人日常如何护理?

由于尿液还从尿道排出,为防止发生尿失禁应该做提肛肌训练以锻炼会阴部和盆底肌肉,30次为1组,每天完成30组。最初,应每2小时排尿1次,坐位排尿,放松盆底肌肉,加腹部压力,每次排尿都要确保将尿液排尽,夜间应用闹钟定时每2小时闹醒,按时排尿。3~6个月后逐渐延长排尿间隔为3~4小时,改为站立排尿,每天饮水2~3 L,适当多吃盐。术后6个月内,每1~2周查1次肝肾功能和电解质,防止电解质平衡紊乱。术后2年内每3个月全面复查1次,2年后每6个月复查1次。

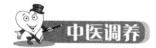

1. 中医是如何认识膀胱肿瘤的?

中医认为风寒暑湿燥火等外因容易侵袭五脏,日久不散,瘀而化热,热灼伤津,久成痰结瘀块而致癌瘤。同时病人素体虚弱,饮食劳倦所伤,七情太过或不及等内因,对膀胱癌的发病有一定的作用。尤其是正虚邪陷是关键。肾虚而外感风寒湿热诸邪致肺、脾、肝、三焦、膀胱功能失调。正气虚损,邪乘于肺,肺热气壅,脾虚邪热,浊阴不降,小便闭塞不通、肝气郁结,气机不利致三焦气化功能失调,最终积聚成痰成块,瘀阻脉络,乃致膀胱癌的发生。

2. 对于膀胱肿瘤应该如何分型论治?

(1)膀胱湿热证:证见尿血、尿急、尿频、排尿时灼热疼痛,腰背酸痛、下肢水肿;伴心烦口渴,夜寐不安,纳呆食少;舌质红,苔黄腻,脉滑数或弦数。治法:清热利湿。

主方：八正散加减。常用药：车前子(包煎)、木通、扁蓄、滑石、瞿麦、栀子仁、大黄、甘草、灯心草。热盛心烦口渴重者,加生地黄、麦冬、天花粉、蒲公英;尿血加白茅根、小蓟;纳呆食少可加茯苓、焦三仙。

(2)瘀血内阻证:证见血尿,或尿中夹血块,排尿困难或闭塞不通,小腹坠胀疼痛,并可触及肿块;舌暗红有瘀点或瘀斑,脉沉细。治法:活血化瘀,兼养血。

主方:桃红四物汤加减。常用药:桃仁、红花、川芎、当归、白芍、熟地。气虚明显者可加四君子汤;尿混浊者加草解、瞿麦、扁蓄,大便干者加大黄;腹痛者可加金铃子散;血尿加三七粉、仙鹤草。

(3)瘀毒蕴结证:证见血尿,尿中夹血块、腐肉,尿有恶臭味,排尿困难或闭塞不通,小腹坠胀疼痛,并可触及肿块,舌暗红有瘀点或瘀斑,苔黄或黄腻,脉沉细或沉细数。治法:清热解毒,通淋散结。

主方:海金沙散合白茅根汤加味。常用药:海金沙、灯心草、白茅根、土获苓、龙葵、蛇莓、白英、苦参。热重者加大青叶、蒲公英;尿液混浊者加瞿麦、草解、扁蓄;大便干者加生大黄、芒硝;疼痛重者加延胡索、泽兰;伴乏力、消瘦:纳呆者加黄芪、白术、当归。

(4)脾肾亏虚证:证见间歇性无痛性血尿,腰背酸痛,神疲乏力,畏寒肢冷;伴纳呆食少,腹胀,便溏,双下肢水肿,舌淡红,苔薄白,脉沉细无力或沉缓。治法:温补脾肾。

主方:四君子汤合加味肾气丸加减。常用药:党参、白术、茯苓、炙甘草、熟地黄、山茱萸、山药、牡丹皮、泽泻、制附子、肉桂、川牛膝、车前子(包煎)。气虚甚者加人参、黄芪;腰背酸痛明显者可加杜仲、川续断;尿血可加三七粉、仙鹤草、血余炭;便溏加补骨脂、炒扁豆。

(5)肝肾阴虚证:证见无痛性肉眼血尿,口干、口渴,五心烦热,头晕耳鸣,腰膝酸软,消瘦,舌质红,少苔,脉细数。治法:滋补肝肾。

主方:六味地黄丸加减。常用药:熟地、山茱萸、山药、茯苓、泽泻、牡丹皮。阴虚较重者,加女贞子、旱莲草;虚热明显者加制鳖甲、地骨皮;口干渴明显者可加麦冬、沙参;腰膝酸软明显者可加川怀牛膝、续断、杜仲;尿血者加白茅根、三七粉。

(6) 阴虚火旺证:证见持续性肉眼血尿,色鲜红量多,口干舌燥、口渴欲饮水,午后潮热,有时高热不退,头晕耳鸣,腰膝酸软,消瘦,大便干,舌质光红,无苔,脉细数。治法:滋阴降火。

主方:知柏地黄汤加减。常用药:知母、黄柏、生地、山茱萸、山药、茯苓、牡丹皮、泽泻。口干舌燥,高热不退者可加芙蓉叶、生石膏、麦冬、沙参;便秘者加大黄、玄明粉;尿血者加大小蓟、生侧柏叶、白茅根、三七粉。

3. 对于膀胱肿瘤治疗有哪些常用中药成药?

(1) 八正合剂:适用于膀胱癌湿热内蕴者。每次 10～20 ml,每日 3 次。

(2) 知柏地黄丸:适用于膀胱癌阴虚内热者。每次 1 丸,每天 2 次。

(3) 复方喜树碱片:适用于膀胱癌瘀血内阻,痰毒蕴结者。每次 2 片,每日 3 次,饭后口服。

4. 膀胱癌病人的中医常用食疗方法有哪些?

(1) 膀胱癌血尿方:白花蛇舌草(鲜品)30 g,小蓟(鲜品)30 g,薏苡仁 100 g,兔肉 150 g,蜜枣 5 枚。制作方法:①将兔肉去油脂,斩块;薏苡仁用水浸软;其他用料洗净。②将全部用料(小蓟除外)放入锅内,加清水适量,文火煮 1.5～2 小时;再放入小蓟,再煮 30 分钟。适应范围:膀胱癌属于热毒内侵,迫血妄行者,症见血尿反复发作,血色鲜红;伴小便短赤灼痛,尿频尿急,口苦口渴、舌红,苔薄黄,脉弦数。

（2）白英猪瘦肉汤：白英（鲜品）30 g（干品 20 g），猪苓 20 g，赤小豆 50 g，红枣 30 g，猪瘦肉 150 g。制作方法：①将猪瘦肉去油脂，洗净，斩块；赤小豆用清水浸渍半天，至发胀为度，洗净备用；其他用料洗净。②将全部用料放入锅内，加清水适量，文火煮 1.5～2 小时即成。调味供用。适应范围：膀胱癌属于湿热浊毒下注，迫血妄行者，症见血尿反复出现，色鲜红，小便短赤，不痛，尿频尿急，口苦口腻；舌红，苔白黄微腻，脉弦数。

5. 对于膀胱肿瘤，简易抗癌防癌药膳有哪些？

（1）苡仁 30 g，赤小豆 30 g，煮成稀粥食用。

（2）银耳 20 g，水炖服，每天 1 次。

（3）鲜马齿苋 120 g，兔肉 250 g（切块），加水煮熟，盐调味，饮汤食肉。

（4）粳米 100 g 煮粥，调入菱粉 30～50 g，红糖适量。

（5）丝瓜 100 g（洗净刮去皮、切块），鸭血块 100 g，加调料煮熟食之，能清热利湿解毒，防治膀胱癌。

（6）鲜葡萄榨汁 100 g，鲜莲藕榨汁 100 g，鲜生地榨汁 60 g，混合放瓦罐中煮沸，调入适量蜜糖温服，可用于膀胱癌血尿及尿痛。

（7）鲜萝卜 100 g 切片，用白蜜腌一会，放铁板上炙干，再蘸蜜反复炙，至 50 g 白蜜炙尽。冷后，细嚼慢咽，再喝两口淡盐水，治膀胱尿痛。

（8）甘蔗 250 g（切成细块），白茅根 100 g 切小段，用布包好，与绿豆 100 g 加水同煮，至豆熟烂，去蔗和茅根，饮汤食豆，亦可加适量冰糖，用于膀胱癌血尿明显者。

（9）赤小豆 30 g，粳米 50 g，共煮粥。将熟时放入鸡内金末 15 g，再煮至粥即可，早餐食之，辅治膀胱癌合并感染所致尿道疼痛，下肢疼痛。

图书在版编目(CIP)数据

外科出院病人中医调养/蔡元坤,齐翀主编. —上海:复旦大学出版社,2017.6
(出院病人健康教育与中医调养丛书/孙文善总主编)
ISBN 978-7-309-12939-7

Ⅰ. 外…　Ⅱ. ①蔡…②齐…　Ⅲ. 中医外科学　Ⅳ. R26

中国版本图书馆 CIP 数据核字(2017)第 085181 号

外科出院病人中医调养
蔡元坤　齐　翀　主编
责任编辑/傅淑娟

复旦大学出版社有限公司出版发行
上海市国权路 579 号　邮编:200433
网址: fupnet@ fudanpress. com　http://www. fudanpress. com
门市零售: 86-21-65642857　团体订购: 86-21-65118853
外埠邮购: 86-21-65109143　出版部电话: 86-21-65642845
大丰市科星印刷有限责任公司

开本 890 × 1240　1/32　印张 5.875　字数 140 千
2017 年 6 月第 1 版第 1 次印刷

ISBN 978-7-309-12939-7/R · 1611
定价: 20.00 元